HAUSÄRZTLICHE UND INSULIN=BEHANDLUNG DER ZUCKERKRANKHEIT

DREI AUFSÄTZE

VON

PROFESSOR DR. CARL VON NOORDEN

UND

PROFESSOR DR. S. ISAAC

IN FRANKFURT A. MAIN

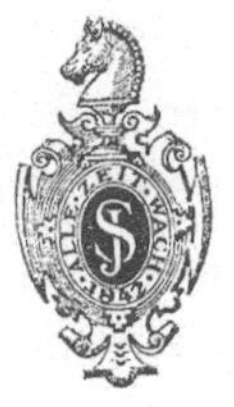

SPRINGER-VERLAG BERLIN HEIDELBERG GMBH 1925

HAUSÄRZTLICHE UND INSULIN=BEHANDLUNG DER ZUCKERKRANKHEIT

DREI AUFSÄTZE

VON

PROFESSOR DR. CARL VON NOORDEN

UND

PROFESSOR DR. S. ISAAC

IN FRANKFURT A. MAIN

SPRINGER-VERLAG BERLIN HEIDELBERG GMBH 1925

ISBN 978-3-662-32084-6   ISBN 978-3-662-32911-5 (eBook)
DOI 10.1007/978-3-662-32911-5

Vorwort.

Der erste Aufsatz bildet die zweite Auflage eines im Jahre 1923 als kleine Monographie erschienenen Vortrages in der Berl. med. Gesellschaft. Es wurden einige Kürzungen vorgenommen. In diesem Aufsatz ist noch nichts über Insulin berichtet; er enthält Weisungen über die allgemeinen Aufgaben des Hausarztes Zuckerkranken gegenüber. Dieselben haben sich durch die Insulinbehandlung nicht verschoben.

Der zweite Aufsatz ist entnommen der Zeitschrift Fortschritte der Therapie 1925, Heft 1.

Der dritte Aufsatz ist neu geschrieben und enthält mit möglichster Umgehung aller theoretischen Darlegungen praktische Ratschläge für die Gestaltung der Insulintherapie.

Es sei ausdrücklich hingewiesen auf das jüngst in zweiter Auflage im gleichen Verlage erschienene „Verordnungsbuch und diätetische Leitfaden für Zuckerkranke".

Ferner auf die umfassende Darstellung der gesamten Pathologie und Therapie der Zuckerkrankheit in der demnächst erscheinenden VIII. Auflage der Monographie: C. von Noorden, Zuckerkrankheit und ihre Behandlung (unter Mitarbeiterschaft von S. Isaac).

Frankfurt a. Main, den 13. September 1925.
Privatklinik, Schifferstraße 80.

C. von Noorden.   S. Isaac.

Inhaltsverzeichnis.

Die hausärztliche Behandlung der Zuckerkrankheit.*)

Von

C. von Noorden.

Einleitung.

Meine Herren! Die ehrenvolle Aufforderung Ihres Herrn Vorsitzenden gibt mir zum ersten Male seit etwa 30 Jahren wieder Gelegenheit, an dieser Stelle zu sprechen, von wo aus ich während der Zeit meiner Berliner Tätigkeit öfters Fragen aus der damals noch jungen Stoffwechsel- und Ernährungslehre erörtern durfte. In dankbarer Erinnerung an die vielen anregenden Aussprachen, denen ich hier beiwohnte, bin ich gern der Einladung gefolgt.

Das Thema „Die hausärztliche Behandlung der Zuckerkrankheit" schließt bei genauerer Betrachtung fast die ganze Behandlung des Diabetes ein. Gegenüber der Überschätzung der altüblichen, jährlich wiederholten Trink- und Badekuren und gegenüber einseitiger Wertung der zwar sehr leistungsfähigen, aber in ihrer Auswirkung doch beschränkten klinischen Behandlung und diätetischen Eindrillung habe ich seit mehr als 25 Jahren immer aufs neue betont, daß das Heil und namentlich die Zukunft des Diabetikers weniger von solchen drei- bis vierwöchigen Kuren abhängen, als von der Art und Weise, wie er in den langen elf Monaten des Jahres zu Hause lebt und sich ernährt. Dieser Standpunkt weist der häuslichen Behandlung eine ungeheure Bedeutung zu, und es erhebt sich die Frage, inwieweit der praktische Arzt der sich hieraus ergebenden Verantwortlichkeit nachkommt bzw. nachzukommen imstande ist. Wer zahlreiche Diabetiker sieht und ihr Schicksal durch viele Jahre verfolgt, weiß, daß im großen Durchschnitt die häusliche Behandlung des Diabetes erheblich weiter hinter den An-

---

*) Zweite Auflage des im Jahre 1923 in erweiterter Bearbeitung erschienenen Vortrages in der Berliner medizinischen Gesellschaft.

forderungen der wissenschaftlichen Heilkunde zurückgeblieben ist als die irgendeiner anderen chronischen Krankheit.

Ich möchte hier die eindrucksvolle statistische Berechnung zitieren, welche E. P. Joslin (Boston) in einem später noch mehrfach zu erwähnenden, zusammenfassenden Vortrage[1]) veröffentlicht. Er vergleicht die Lebensdauer zwischen erstem Auftreten diabetischer Symptome und tödlichem Ausgange bei Zuckerkranken, die nach althergebrachter Weise behandelt wurden, mit der Lebensdauer der nach modernen Grundsätzen behandelten. Er berechnet hieraus: wenn alle Diabetiker der Vereinigten Staaten innerhalb der letzten zehn Jahre nach modernen Grundsätzen behandelt worden wären, so hätte dies innerhalb des genannten Zeitraumes für die Summe aller Diabetiker einen Zuwachs von zwei Millionen Lebensjahren ergeben.

Wenn es sich hierbei auch um ein Rechenexempel handelt, das zunächst nur eine statistische, aber noch keine empirische Wahrheit verkündet, muß ich dem Sinn der Joslinschen Berechnung doch auf Grund eigner Erfahrung vollkommen zustimmen, ohne allerdings die Gewähr übernehmen zu können, daß eine ähnliche statistische Berechnung bei uns Zahlen gleicher Größenordnung ergäbe. Da die althergebrachte Weise der Diabetesbehandlung in den Vereinigten Staaten mit der früher allgemein, im großen Durchschnitt auch jetzt noch bei uns üblichen Behandlung vollkommen übereinstimmt, ergibt sich ohne weiteres, wie rückständig dieselbe ist.

Nur eine verhältnismäßig geringe Zahl von Diabetikern wird bei uns aus der althergebrachten Behandlungsform herausgehoben und entweder von vornherein oder von einem späteren oft leider allzu späten Zeitpunkte an wirklich sachgemäßer Behandlung unterstellt. Die Zahl dieser Bevorzugten war bis zum Kriegsausbruche in raschem Steigen, und während anfangs nur die wohlhabenden Schichten dazu gehörten, rechneten später, dank unserer ausgezeichneten Krankenanstalten und Polikliniken und dank der Zugänglichkeit der Fachärzte für die Krankenkassen, auch zahlreiche Minderbemittelte zu den Bevorzugten. Soweit ich übersehen kann, hat sich aber seit Kriegsausbruch erst langsam, in letzter Zeit raschen Schrittes, die Zahl der Bevorzugten vermindert. Das ist leicht verständlich. Denn nicht nur die ärztliche Behandlung im engeren Sinne des Wortes, sondern auch sachgemäße Verpflegung in eigner Häuslichkeit fordert Opfer an Zeit und Geld und stellt große Ansprüche an Sorgfalt und Leistungskraft der Küche. Das sind alles Opfer, die früher gern gebracht wurden, denen sich aber heute in breitesten Schichten beklagenswerte Hindernisse entgegentürmen. Ich brauche dies nicht im einzelnen auszuführen.

Aus den Schwierigkeiten, mit welchen der Hausarzt zu kämpfen hat, wird sich ohne weiteres ergeben, wo die Grenzen für die Leistungsfähigkeit häuslicher Behandlung liegen, und welche Teilstücke der Gesamtbehandlung ihr zugewiesen werden können und sollen.

1. Prophylaxis.

Ich will zuerst von Prophylaxis sprechen. Wir betreten hier ein Gebiet, das voll und ganz dem Hausarzt gehört. Verhütung diabetischer Erkrankung kommt im wesentlichen nur auf einem sehr heiklen Gebiete, nämlich bei Eheschließungen[2]), in Frage. In sehr zahlreichen Fällen, vielleicht sogar in den meisten, haftet offenbar die Anlage zu späterer diabetischer Erkrankung bereits dem befruchteten Ei an. D. h. die Erbmasse ist mit einer „Minusvariante der inneren Drüse des Pankreas" ausgestattet. Ob die angeborene Minderwertigkeit oder mindere Widerstandsfähigkeit des Pankreas sich später zum Diabetes auswirkt, hängt von ihrem Grade und von äußeren Umständen ab. Bei starker Minderwertigkeit wird das Inselsystem des Pankreas auch unter gewöhnlichen Lebensbedingungen nicht standhalten, sondern sich erschöpfen und abarten; je widerstandsschwächer es ist, desto früher. Ich denke hier vor allem an den Diabetes der Kinder und der Jugendlichen. In anderen Fällen versagt die Drüse nur, wenn im späteren Leben besondere Schädlichkeiten darauf einwirken. Darüber später. Daß das Ei eine pankreatische Minusvariante empfängt, ist um so wahrscheinlicher, je zahlreichere Gameten mit pankreatischer Minusvariante bei Erzeugung der Vorfahren mitgewirkt haben. Daß angeborene pankreatische Minderwertigkeit auch ohne erbliche Belastung durch Vereinigung zweier Gameten im Zygoten, d. h. im befruchteten Ei, neu entstehen kann, ist wohl sicher. Immerhin ist es bei der geringen Bekanntschaft unserer Vorfahren mit dem Diabetes recht schwer, dies für den Einzelfall zu behaupten und atavistische Vererbung sicher auszuschließen. Weniger dort, wo Einzelfälle von Diabetes bei Familienangehörigen in späteren Lebensjahren auftraten, stärker in Familien, wo gehäufte Fälle (namentlich bei Jugendlichen) vorgekommen sind, muß der Hausarzt, vom Standpunkt der antidiabetischen Prophylaxis aus, jeder Eheschließung mit Sorge um das Schicksal der Nachkommen entgegensehen. Er muß insbesondere Verwandtenehen in beiderseits diabetisch veranlagten Familien zu verhindern suchen. Auch ohne nachweisbare diabetische Veranlagung hat Verwandtenehe, wie ich vor längerer Zeit beschrieb, schon mehrfach zu reihenweiser Erkrankung der Kinder geführt.

Der um Eugenik besorgte Arzt wird auch Ehen beanstanden, wenn Mann und Frau aus Familien stammen, wo zwar nicht Diabetes aber degenerative Krankheiten anderer endokriner Drüsen sich häuften. Namentlich auf die Schilddrüse sei verwiesen. Es ist doch wohl mehr als Zufall, daß in näherer und entfernterer Verwandtschaft von Diabetikern verhältnismäßig zahlreiche Fälle bemerkenswerter Fettsucht vorkommen. Entsprechende Angaben finden sich schon in älteren Statistiken, z. B. bei Ch. Bouchard.

Ob wir bei Verdacht auf angeborene pankreatische Minderwertigkeit, z. B. bei Diabetes der Aszendenten, der Geschwister, der Geschwister der Eltern oder deren Kindern wesentliches tun können, um den Ausbruch der Krankheit zu verhindern, ist unsicher. Man pflegt in solchen Fällen vor Überfütterung der Kinder mit Süßigkeiten zu warnen und Zucker nur als Bestandteil mäßig gesüßter Mehlspeisen und in Form von Früchten zu gestatten. Ob man viel damit erreicht, steht dahin. Kommt es bis zum Lebensende nicht zur diabetischen Erkrankung, so fehlt natürlich der Beweis, daß der betreffende Mensch überhaupt eine pankreatische Minusvariante in seine Keimanlage mitbekommen hat. Anderseits kenne ich Fälle, wo man wegen Diabetes älterer Geschwister dem jüngeren Kinde jeglichen Zucker vorenthielt, und wo doch das Kind der gleichen Krankheit verfiel. Da wir aber genau wissen, daß Kohlenhydratüberlastung die Stoffwechsellage des ausgebrochenen Diabetes verschlechtert, wahrscheinlich wegen überreizender und erschöpfender Beanspruchung der internen Pankreasdrüse, handelt der Hausarzt folgerichtig, wenn er bei gefährdeten Kindern prophylaktisch den Zucker möglichst weitgehend verbietet. Es ist an mich öfters das Ansinnen gestellt worden, ich möge für solche Kinder einen Kostplan ausarbeiten, der auch möglichst mehlarm sei. Dies ist bei Kindern ungeheuer schwer, ich möchte sagen praktisch unmöglich. Solche Vorschriften führen — auch gegen Absicht und ausdrücklichen Willen des Arztes — fast immer ganz automatisch zur Überfütterung mit Eiweißträgern, und dies wird uns sicher nicht als erstrebenswert gelten. Immerhin könnte man sich auf eine mittlere Linie einigen, wonach man die Mehlzufuhr etwas tiefer, die Fettzufuhr etwas höher rückt, als es sonst bei der Kost von Kindern und Jugendlichen üblich ist. Kohlenhydrate belasten unter allen Umständen, namentlich wenn die momentane Zufuhr den momentanen Verbrauch übersteigt, die dämpfende Kraft des Pankreas, Fette dagegen höchstens in dem Maße, wie sie zum augenblicklichen Verbrauche als Ersatz für Kohlenhydrate dienen.

Eine weitere, wie mir scheint, recht wichtige Vorsichtsmaß-regel ist, diabetesgefährdete Menschen vor jeglicher Form der Überfütterung zu bewahren. Sehr scharf betont dies neuerdings Joslin[1]). Praktisch genommen entwickelt sich Überfütterungsfettsucht in etwa drei Viertel aller Fälle aus Übermaß von Kohlenhydraten und Fett, in etwa einem Viertel der Fälle aus Übermaß von Proteinen und Fett. Fettsucht durch einseitige Überernährung mit Fett ist selten, außer bei Mastkuren. Ob und wie etwa bestehende, aber nicht mehr fortschreitende Fettsucht das Entstehen von Diabetes fördert, bleibe unerörtert. Bei fortgesetzter, mästender Überernährung mit Kohlenhydraten und ebenso mit Proteinen ist sowohl nach statistischer Erfahrung wie nach Theorie Überlastung des Pankreas zu befürchten. In beiden Fällen beanspruchen die Vorgänge in der Leber stark die dämpfende Kraft des Pankreashormons. Von gleichen praktischen aber anderen theoretischen Gesichtspunkten ausgehend, wies ich schon vor 30 Jahren darauf hin[3]), daß viele Fettleibige bereits „verkappte Diabetiker" seien. Anders wie bei Überfütterung wird bei Belastung des Zuckerstoffwechsels durch Muskelarbeit das Pankreas eher geschont. Der arbeitende Muskel verlangt starken Zustrom von Zucker, und daher brauchen die diastatischen und sonstigen zuckerbildenden Prozesse in der Leber nicht ge-dämpft zu werden. Planmäßige Muskelarbeit, wie sie z. B. in Kurorten und bei sonstigen Erholungsreisen üblich ist, mindert nicht nur vorübergehend die Glykosurie, sondern hebt mit nach-wirkender Kraft die Toleranz. Das ist mit anderen Worten ein Wahrzeichen für Erholung und bessere Leistung des Pankreas. Der Hausarzt sollte die Mithilfe der Muskelarbeit auch als pro-phylaktische Therapie bei Diabetesgefährdeten und namentlich

— wie schon aus anderen Gründen — bei Fettleibigen heranziehen. Daß in besonders schweren Fällen von Diabetes, bei schwerer Unordnung des ganzen Zuckerhaushaltes, Muskelarbeit die Glykosurie steigern und auch sonst schaden kann, muß bekannt sein, kommt aber für die vorliegenden Fragen nicht in Betracht.

2. Frühzeitige Erkennung des Diabetes.

Der erweiterten Prophylaxis fällt es zu, eine bereits vorhandene Störung des Zuckerhaushaltes so frühzeitig wie möglich zu erkennen. Praktisch bedeutet dies frühzeitigen Nachweis der Glykosurie. Man hat gehofft, die Diagnose verfeinern und früher rücken zu können durch Bestimmung des Blutzuckergehaltes. Verschiedene Belastungsproben wurden zu diesem Zwecke empfohlen. Noch mehr als bisher beschriebene wurden von mir und meinem Mitarbeiter Prof. S. Isaac durchgeprüft. Ich habe das Vertrauen zu diesem Wege verloren, nachdem wir in einzelnen Fällen, nach Entdeckung geringer Glykosurie, zunächst vollkommen normale Blutzuckerwerte und Blutzuckerkurve fanden, nach weniger als einem Jahre aber vor vollentwickeltem Diabetes standen. In der allgemeinen Praxis hat man sowieso nur mit dem Aufspüren von Harnzucker zu rechnen. So sehr sich die Harnanalysen auch eingebürgert haben. sie werden in bezug auf Eiweiß‘ und insbesondere in bezug auf Zucker lange nicht häufig genug gemacht. Bedeutsam sind nur diese beiden Substanzen; alle anderen kommen nur bei bestimmter Fragestellung in Betracht. Die sogenannten vollständigen Harnanalysen sind — gestatten Sie das Fremdwort — einfach Bluff; sie geben häufiger zu falschen als zu richtigen Schlüssen Anlaß. Planmäßige und periodisch wiederkehrende Untersuchung des Harns auf Zucker und Eiweiß müssen für Jung und Alt, für Arm und Reich verlangt werden. Der Hausarzt kann darin durch unser System der Schulärzte, der Jugendfürsorge, der Krankenkassen, der Unfallversicherung, der Invalidenversicherung usw. in viel höherem Maße unterstützt werden als in irgendeinem anderen Lande. Diese sozialen Einrichtungen ermöglichen Untersuchungszwang. Daß sich auch Außenstehende freiwillig zur Untersuchung stellen, kann durch Aufklärung erreicht werden; Schulen, Fortbildungsschulen, Volkshochschulen usw. können zur Belehrung dienen. Besonders wichtig ist natürlich die Sprechstunde des Arztes. Es ist fast unglaublich, aber leider wahr, daß mir jährlich mindestens

20 bis 30 Fälle von Diabetes vorkommen, wo dieses oder jenes Lokal- oder sogenannte Nervenleiden wochen- und monatelang in Sprechstunden von Kassen- oder Fachärzten behandelt wurde, ohne daß der Arzt den Harn untersuchte, und wo ein zweifellos schon lange bestehender, nichtentdeckter Diabetes den Hintergrund bildete. Vor allem die Sprechstunden von Haut- und Nervenärzten sind gar nicht selten Tatort solcher Unterlassungssünden. Was alles in den Sprechstunden sogenannter „Nervenärzte", wenn sie — wie so häufig — in allgemeiner Pathologie und in spezieller Diagnostik innerer Krankheiten unzulänglich durchgebildet sind, übersehen wird, ist ein trauriges Kapitel für sich (namentlich Tuberkulose, Magen- und Darmkrebs, Schrumpfniere, Diabetes!).

Nur kurz sei daran erinnert, daß der Morgenurin für das Fahnden auf Zucker der ungeeignetste ist. Es gibt zahlreiche Fälle von Diabetes, wo einzelne Urinportionen, z. B. am Nachmittage, schon 1 bis 2% Zucker enthalten, der Morgenurin aber stets zuckerfrei ist. Dies ist Folge des nächtlichen Hungerns. Auch die Untersuchung des 24stündigen Mischharnes fällt in Frühformen der Krankheit, bei Anwendung der gewöhnlichen Zuckerproben, häufig negativ aus, weil der nur in einzelnen Portionen enthaltene Zucker allzustark verdünnt wird. Die ergiebigste Zeit ist in der Regel der Nachmittag, etwa zwei Stunden nach einer fleischhaltigen und gleichzeitig kohlenhydratreichen Mahlzeit. Der Praktiker muß jedoch wissen, daß eine Minderzahl von Diabetikern in früher Krankheitsperiode auf das gewöhnliche, kleine erste Frühstück mit Glykosurie reagiert, nach dem viel stärker belastenden Mittagessen aber zuckerfrei bleibt.

Für den Hausarzt ist es natürlich leicht und bequem, den erwähnten Umständen Rechnung zu tragen. Leider wird der Hausarzt im alten guten Sinne des Wortes immer seltener. In breitesten Schichten ist auch der Hausarzt zum Gelegenheitsarzt geworden. Der Kassenarzt, der Schularzt, der in seiner jetzigen Ausdehnung krankhaft überwuchernde Stand der Fachärzte sind zu Totengräbern des Hausarztes geworden. Das ist im Interesse der Volksgesundheit, namentlich der allgemeinen und speziellen Familienhygiene, sehr zu bedauern, und wie heute die Dinge liegen, erschwert der Ausfall des wachsamen Hausarztes auch die frühzeitige Entdeckung eines Diabetes. Die Wachsamkeit des Hausarztes muß sich natürlich vor allem auf Familien richten, wo Diabetes und andere Stoffwechselkrankheiten häufig sind. A. Lorand [15]) wies schon vor langer Zeit darauf hin, daß bei Kindern von Diabetikern öfters experimentelle alimentäre Glykosurie auslösbar sei. Ich kann dies freilich nicht in dem von Lorand angegebenen Umfange bestätigen. Prognostisch zuverlässig ist die Probe nicht. Ich kenne Fälle, wo sie positiv ausfiel, und wo sich doch im Laufe der späteren 10 bis 15 Jahre kein Diabetes entwickelte, und umgekehrt auch zwei Fälle, wo die Probe negativ ausfiel und wo einige Jahre später offenkundiger Diabetes bestand. Positiver Ausschlag der Überlastungsprobe hängt offenbar auch von anderen Faktoren als von diabetischer Veranlagung ab. Ob man nun die Probe auf experimentelle alimentäre Glykosurie zu Hilfe nimmt oder nicht, keinesfalls dürfen sich die Harnuntersuchungen nur auf Kinder von diabetischen Eltern beschränken. Erbliche diabetische Veranlagung ist keineswegs nur an Diabetes von Eltern gebunden.

Ein besonders wichtiges Stück hausärztlicher Wachsamkeit nimmt Bezug auf das sicher nicht seltene Vorkommen eines postinfektiösen Diabetes.

Wie zuerst vor nahezu 25 Jahren auf meiner Frankfurter Klinik gefunden wurde, sinkt bei akuten fieberhaften Infektionskrankheiten häufig die Toleranz für Kohlenhydrate, und der Blutzucker steigt, beides oft in beträchtlichem Grade[4]). Dies ist als toxische Gewebsschädigung des diabetogenen Organs, des pankreatischen Inselsystems, zu deuten, ebenso wie die sogenannte febrile Albuminurie und postskarlatinöse Nephritis als toxische Schädigung der Nierenepithelien. Wie an den Nieren, am Hoden, an den Ovarien, am Herzmuskel usw. scheinen auch am Pankreas nicht nur transitorische, sondern auch langsam fortschreitende postinfektiöse Schäden teils degenerativen teils entzündlichen Charakters vorzukommen. Bis sich dies zum klinisch offenkundigen Diabetes auswirkt, können Monate, viertel und halbe Jahre vergehen, da die normale Drüse ja mit reichem Überschuß an leistungsfähigem Gewebe ausgestattet ist. Ob und in welchem Grade es zum Niedergang der Drüse kommt, hängt natürlich ab von Art und Schwere des angreifenden Giftes, von etwaiger Überlastung der geschädigten Drüse, vor allem auch von ihrer Widerstandsfähigkeit, also von einem endogenen Faktor, wovon schon oben die Rede war. Klinisch berichtet, namentlich beim Diabetes der Jugendlichen, die Anamnese gar nicht selten über vorausgegangene Infektionskrankheiten. Ich habe u. a. auch die rezidivierende Tonsillitis in starkem Verdachte, als Giftquelle zu dienen, und ich ließ schon mehrfach — allerdings bisher ohne sicheren Erfolg — erkrankte Tonsillen bei Diabetikern entfernen.

Die hier besprochenen Zusammenhänge verpflichten den Hausarzt, nach überstandenen Infektionskrankheiten den Harn noch lange Zeit, periodisch etwa in monatlichen Abständen, auf Zucker zu untersuchen, wobei die früher erörterten Vorsichtsmaßregeln zu beachten sind. Er wird dann sicher manchen Diabetes in seinen ersten Anfängen entdecken.

Ich möchte hier auch warnende Bedenken äußern gegen das unsinnige und übertriebene Aufmästen in der Rekonvaleszenz nach akuten Infektionskrankheiten, wie es früher — als wir noch mästende Nahrungsmittel im Überfluß hatten — sehr üblich war. Schon aus anderen Gründen, mit Rücksicht auf die allgemeine Körperverfassung, mit Rücksicht auf das Gefäßsystem und auf die Nieren, ist dies unzweckmäßig. Für ein toxisch geschädigtes Pankreas ist es gleichfalls eine Gefahr.

Einen schon besprochenen Gedankengang weiter verfolgend, muß ich in diesem Zusammenhange es auch als Pflicht des Hausarztes bezeichnen, vom Standpunkt der diabetischen Prophylaxis aus bei seinen Schützlingen nicht nur der Entwicklung von Fettsucht frühzeitig entgegenzuarbeiten (s. oben), sondern vom gleichen Standpunkte aus auch den Urin der Fettleibigen häufig auf Zucker zu untersuchen, um die Anfänge eines etwaigen Diabetes nicht zu übersehen[3]). Hierbei ist die Bemerkung vielleicht nicht überflüssig, daß, nach meiner schon öfters ausgesprochenen Erfahrung und im Gegensatze zu manchen anders lautenden Angaben, es sich bei Fettleibigen, die später diabetisch werden, überwiegend häufig um Überfütterungs- oder Trägheits- und nicht um endogene (thyreogene) Fettsucht handelt.

3. Über frühe Abschnitte der Krankheit.

Mit der Entdeckung der Glykosurie beginnt die Leidensgeschichte des Diabetikers. Aus praktischen Gründen müssen wir hier trennen die Entdeckung eines Frühdiabetes und eines bereits vollentwickelten Diabetes.

Nicht etwa Nachlässigkeit des Hausarztes, sondern die historische Entwicklung der theoretischen und praktischen Diabeteslehre und das Nachwirken veralteter Ansichten bis zur Jetztzeit ist schuld, daß den Anfängen des Diabetes zumeist nicht scharf genug entgegengetreten wird. In den Anfängen haben wir es meist, selbst bei Kindern und Jugendlichen, klinisch nur mit transitorischer Glykosurie zu tun. Manchmal wiederholt sich dieselbe unter gleichen äußeren Umständen, d. h. unter gleicher alimentärer Belastung usw., immer wieder in annähernd gleicher Stärke; sehr häufig aber ist die Neigung zur Glykosurie, d. h. der Ausschlag auf einfallenden alimentären, willkürlich wiederholten Reiz starken periodischen Schwankungen unterworfen. Längere Perioden völliger Zuckerfreiheit des Harnes traf ich auch in frühern Abschnitten des jugendlichen Diabetes an, selbst wenn im ersten Beginne der Krankheit sehr bedeutende Mengen Zuckers ausgeschieden wurden. Kurzdauernde Beschränkung der Kohlenhydrate brachte den Zucker zum Verschwinden; auch Rückkehr zu freierer, ziemlich kohlenhydratreicher Kost erweckte zunächst, d. h. wochen- und monatelang, keine Glykosurie, so daß man schon frohlockte und die Krankheit für überwunden hielt. Aber meist hat man zu früh gejubelt. Sicher ist dann die verschwenderisch reiche Kohlenhydratzufuhr in der Periode scheinbarer Heilung für den weiteren Verlauf der Krankheit nicht günstig gewesen. Die Gründe für die zeitweiligen Schwankungen sind nicht immer erkennbar; sie dürften wohl im wesentlichen auf feineren Vorgängen im pankreatischen Inselsystem beruhen. Wir wollen aber nicht vergessen, daß auf die Reaktion des Zuckerhaushaltes auch neurogene Einflüsse mitwirken, und daß dieselben um so deutlicher erkennbar zu sein pflegen, je geringfügiger die alimentäre Komponente der diabetischen Glykosurie ist.

Die in ihren Erscheinungsformen wechselreiche, unberechenbare transitorische Glykosurie wird überwiegend häufig vom Hausarzt als „neurogene" oder „alimentäre" Glykosurie harmloser Art bezeichnet. Für die ungeheure Mehrzahl der Fälle ist dies falsch; d. h. die Harmlosigkeit stimmt nur für den Augenblick und für die nächste Folgezeit, nicht aber für die Zukunft.

Einen „neurogenen Diabetes" gibt es überhaupt nicht; die Kriegserfahrungen haben ihn vollends zu Grabe getragen. Neurogene Glykosurien gibt es, ebenso wie toxogene. Die wahrhaft neurogenen und die sogenannten traumatisch-neurogenen Glykosurien bei Nicht-Diabetikern haben sich als sehr flüchtig erwiesen. Ich denke u. a. an die transitorischen Glykosurien nach Verletzungen. Am häufigsten sind sie nach Knochenbrüchen, hier vielleicht mehr Ausdruck einer Resorptionstoxikose als neurogener Art. Es gibt sicher auch neurogene Glykosurien, welche sich auf die pankreatische Glykosurie aufpfropfen und so teils vorübergehend, teils etwas länger nachwirkend die diabetische Stoffwechsellage verschlechtern. Dieser Form gehört meist das an, was der Praktiker anfangs als neurogene Glykosurie, im späteren Verlauf als neurogenen Diabetes bezeichnet. Mit der Annahme einer von pankreatischer Erkrankung vollkommen gelösten, rein neurogenen Glykosurie sei man aber äußerst vorsichtig. Selbst bei schwerster Überarbeitung, bei ganz zermürbter Psyche, bei schweren neurasthenischen Reizzuständen und Phobien, bei Schädel- und Hirnverletzten ist das Vorkommen neurogener, nicht-pankreatischer chronischer Zuckerkrankheit mit einer an Sicherheit grenzenden Wahrscheinlichkeit abzulehnen. Unter den vielen Millionen von Kriegsteilnehmern, verletzten und unverletzten, war frische Erkrankung an Diabetes sicher nicht häufiger, bei den Nicht-Teilnehmern eher seltener als bei der heimischen Bevölkerung vor dem Kriege. Das nicht nur bei uns festgestellte Zurückweichen der Morbidität und der Mortalität während des Krieges findet im Wegfall der Überfütterung seinen zureichenden Grund. Die unüberlegte Diagnose „neurogene Glykosurie“, das illegitime Kind ärztlicher Beruhigungs- und Bequemlichkeitspolitik, hält Arzt und Patienten sehr oft von sachgemäßen diätetischen Maßnahmen ab. So wird oft die günstigste Zeit für das Sich-Auswirken diätetischer Schonung verpaßt. Unter allen Umständen gilt der Satz: rein neurogenen Diabetes darf der Arzt niemals annehmen; er muß die Richtigkeit der Diagnose beweisen. Am ehesten könnte man von neurogenem Diabetes sprechen bei der Glykosurie der Akromegalen. Erschwerend wirkt aber hier die bekannte Wechselbeziehung zwischen Hypophysis cerebri und Pankreas.

Viel häufiger, aber mit noch weniger Berechtigung, werden anfängliche transitorische Zuckerbefunde mit dem Ausdrucke: „harmlose alimentäre Glykosurie“ abgefertigt. Dieser Begriff ist übernommen von der klinisch-experimentellen Überlastungsglykosurie. Gleichwertiges kommt sicher im praktischen Leben manchmal vor; z. B. bei gewohnheitsmäßigem oder gelegentlich übertriebenem Zuckergenuß; bei Arbeitern in Zucker- und Zuckerwarenfabriken, bei unmäßigem Genusse extraktreichen Bieres ward solches beschrieben. Derartige Übertreibungen sind stets leicht nachweisbar. Natürlich muß man sich in jedem Falle überzeugen, ob nicht doch ein Diabetes im Hintergrunde steht.

Wenn eine Kost, die bei der ungeheuren Mehrzahl der Menschheit keine Glykosurie bringt, im Einzelfalle dieselbe erzeugt, so ist dieser Einzelmensch als ein in bezug auf den Zuckerhaushalt minderwertiger, d. h. als Diabetiker, gekennzeichnet. Nur für die Schwangerschaftsglykosurie ist ein anderer Standpunkt gerechtfertigt.

Wir müssen nicht nur da von Diabetes sprechen, wo die Krankheit, einmal entstanden, bald schnell, bald langsam, aber sicher und unaufhaltsam fortschreitet. Sehr oft bleiben die meßbaren Störungen des Stoffwechsels Jahre und Jahrzehnte lang und selbst auf die Dauer im gleichen oder werden sogar rückläufig. Dies ist ohne weiteres verständlich, wenn wir anerkennen, daß der Diabetes letzten Endes gar keine konstitutionelle Stoffwechselkrankheit ist, sondern daß die Störungen des Stoffwechsels nur Folge einer organischen oder funktionellen pankreatischen Lokalerkrankung sind. Spontaner Stillstand und spontane Rückbildung kommen bei leichten und leichtesten Fällen, in frühen Abschnitten der Krankheit natürlich häufiger vor als in vorgeschrittenen. Das ist hier ebenso wie bei allen anderen entzündlichen und degenerativen Krankheiten, gleichgültig welchen Ursprunges. Daher wird der optimistisch denkende Hausarzt oftmals recht behalten, wenn er eine transitorische alimentäre Glykosurie, die in Wahrheit das legitime Kind eines echten, wenn auch leichten Diabetes ist, für harmlos erklärt. Ob er damit aber im Einzelfalle recht behält, weiß er nicht. Es stehen ihm auch gar nicht die Hilfsmittel zu Gebote, die Frage frühzeitig zu entscheiden. Selbst der Facharzt kann dies bei sorgfältigster und durch Erfahrung geschärfter Beobachtung keineswegs immer. Die sogenannten Toleranzprüfungen sind bei beginnender Erkrankung sehr unzuverlässig, ohne begleitende planmäßige Blutzuckeruntersuchungen fast wertlos für die Prognose. Die Gesamtheit der Befunde führt meist zu dem sicheren Schlusse: die vorliegenden minimalen Störungen des Zuckerhaushaltes sind nicht harmlos. Umgekehrt darf man aber selbst aus günstigsten Befunden niemals die Harmlosigkeit ableiten. Darüber entscheidet in solchen Fällen niemals der augenblickliche Befund, sondern nur der weitere Verlauf. Ich glaube, daß diese Gesichtspunkte für die Stellungnahme des Hausarztes zu gelegentlichen Glykosurien sehr wichtig sind.

In die Beurteilung des Frühdiabetes hat die Lehre von dem sogenannten „renalen Diabetes" einige Verwirrung gebracht.

Ob wir es hier mit einer Sonderform zu tun haben, steht keineswegs fest. Wie schon längst bekannt, eignet auch den Anfängen eines später scharf ausgreifenden Diabetes manchmal eine gewisse Überempfindlichkeit der Nieren gegenüber dem Blutzucker[5]), so daß wir normale oder gar etwas tiefe Blutzuckerwerte finden, trotz gleichzeitiger Glykosurie. Erschwerend für die Beurteilung wirkt die nicht unbeträchtliche Breite dessen, was wir normalen Blutzuckerspiegel nennen. Wir können nicht ganz genau wissen, ob im Einzelfalle ein Blutzuckerspiegel, der dem normalen Durchschnitte gleichkommt, für das betreffende Individuum nicht schon abnorm hoch ist. Bei manchen Vergiftungen (Typus Phloridzin!) kommt aus Gründen die wir noch nicht durchschauen auch Glykosurie ohne erhöhten Blutzucker vor (Uran, Chrom, Sublimat, Selen in kleinsten Gaben). Bei fortschreitendem Diabetes dichtet sich die Niere scheinbar bis zu gewissem Grade gegen den Blutzucker ab. Ich sage „scheinbar"; vielleicht liegt die Ursache nicht in Abdichtung des Nierenfilters, sondern bei veränderter Bindung des Blutzuckers.

Einmalige Untersuchungsperioden, welche die Merkmale des sogenannten renalen Diabetes aufdecken, sind prognostisch nicht verwertbar. Schon nach einem halben Jahre kann sich das Blatt gewendet haben, und wir können dann vor einem voll ausgebildeten Diabetes stehen. Wenn sich die Merkmale des sogenannten „renalen Diabetes" jahrein jahraus behaupten, so haben wir dies meines Erachtens als eine zum Stillstand gekommene leichteste Form echter Zuckerkrankheit zu deuten.

Auch bei der Schwangerschaftsglykosurie sind wahrscheinlich die Stoffwechselstörungen gleicher Art, wenn auch nicht gleichen Ranges wie beim Diabetes. Sie stehen den beim gewöhnlichen Diabetes vorkommenden sogar noch näher als die Erscheinungsformen des renalen Diabetes, da wir bei Schwangerschaftsglykosurie eine außerordentlich starke Neigung zur Azetonurie finden. Daß man diese Neigung zur Azetonurie zur Diagnose der Schwangerschaft verwenden könne, ging zuerst aus den Untersuchungen von O. Porges und J. Novak[12]) aus meiner Wiener Klinik hervor; sie wiesen auch auf den Wert dieses diagnostischen Merkmales bei Extrauterinschwangerschaft hin. Warum sich bei sonst gesunden Schwangeren diese Anomalien einstellen, ist ungeklärt. Vielleicht handelt es sich um Frauen mit angeborener Minusvariante des Pankreas. Für die Frühdiagnose der Schwangerschaft sind wichtig:

1. Glykosurie, welche sich als weniger abhängig von der Nahrung erweist, als es gewöhnlich bei Diabetes der Fall ist. In Frühformen des Diabetes kommt das gleiche oftmals vor.

2. Blutzucker bei dieser Glykosurie normal oder gar subnormal (kommt auch bei Frühdiabetes vor). Es gibt aber auch echte, nach Schluß der Schwangerschaft wieder restlos verschwindende Glykosurien mit erhöhtem Blutzucker.

3. Auffallend starke Azetonurie (und gleichzeitig Verminderung der Kohlensäurespannung in der Exspirationsluft) bei mäßiger Einschränkung der Kohlenhydrate. Dies kommt in den leichten Frühformen des echten Diabetes nicht vor.

Ich habe auf Grund der über diese Fragen aus meiner Wiener Klinik hervorgegangenen, aber auffallend wenig beachteten Arbeiten (ausführlich besprochen in C. v. Noorden und S. Kaminer, Krankheiten und Ehe, Leipzig 1916) schon lange vor Erscheinen der Arbeit von E. Frank[13]) Herrn Prof. H. Freund in Frankfurt a. M. eine richtige, bejahende Diagnose bei zweifelhafter Frühschwangerschaft geliefert.

Wo der Blutspiegel erhöht ist und dabei leichte Glykosurie besteht, wo sich diese Glykosurie aber trotz diätetischer Mißachtung nicht weiterentwickelt, und wo auch keine sonstigen klinischen Folgen gestörten Zuckerstoffwechsels sich melden, sprechen wir mit H. Salomon[14]) von „Diabetes innocens", d. h. einer auf mäßiger Entwicklungsstufe zum Stillstand gekommenen diabetischen Erkrankung. Der „Diabetes renalis" und der „Diabetes innocens" sind meines Erachtens nur gradweise voneinander verschieden. Auf die theoretischen, sehr interessanten und wichtigen Fragen gehe ich hier nicht ein; sie passen nicht in den Rahmen des heutigen Themas. Für die Praxis ist es ziemlich gleichgültig, ob wir bei chronischer Glykosurie ohne Hyperglykämie sprechen von „Diabetes renalis chronicus" oder von „Diabetes levissimus chronicus", wenn wir nur nicht darauf vertrauen, daß der einmal erhobene Befund ein zweifellos dauernder ist und darüber die Wachsamkeit verlieren.

Ich ging auf alle diese Fragen etwas näher ein, weil das Sich-Anklammern an harmlose Schlagwörter wie „neurogene und alimentäre Glykosurie, renaler Diabetes" sehr oft die Entschlußfähigkeit und Tatkraft des Arztes lähmt. Hemmend wirkt auch die leider noch weitverbreitete Meinung, man könne zwar gegen bedrohliche Verschlimmerungen der Krankheit manches tun, den allgemeinen Gang derselben aber keineswegs beherrschen und der langsam fortschreitenden Verschlechterung der Stoffwechsellage nicht Halt gebieten. Diese Skepsis leitet sich großenteils von dem Mißerfolg der lauen Maßregeln ab, die früher ganz allgemein üblich waren und es jetzt auch noch in weitem Umfange sind. D. h. es werden Kostvorschriften gegeben, die zwar den Urin zuckerfrei zu machen scheinen; ich sage „scheinen", weil die Gewähr nicht besteht, daß wirklich alle Einzelproben des Urins dauerhaft zuckerfrei bleiben (cf. oben). Das gelegentliche Wiedererscheinen kleiner Zuckermengen wird nicht allzu hoch bewertet, höchstens mit einigen Tagen strafferer Diät beantwortet. Kräftezustand und Leistungsfähigkeit sind ausgezeichnet und scheinen jeder Sorge Hohn zu sprechen. Die Rückwirkung der Krankheit auf das Allgemeinbefinden und auf gewebliche Zustände (Haut, Gefäße, peripherische Nerven usw.) beginnt erst nach längerer Dauer der Stoffwechselstörungen, oft sogar auffallend spät, dann aber meist mit starker Wucht. Daß nicht alles nach Wunsch verläuft, würden planmäßige Untersuchungen des Blutzuckers, sowohl im nüchternen Zustande wie nach Belastungsproben, aufdecken. Eingeschobene Kuren, z. B. nach Karlsbader Art, lassen etwa wieder auftretenden Zucker verschwinden und beschwichtigen erwachte Befürchtungen. Später, nach Monaten oder Jahren, wird das Auftreten von Zucker immer häufiger, und seine Mengen steigen. Bei gutem Allgemeinbefinden macht das keinen besonderen Eindruck mehr; die Psyche hat sich daran gewöhnt. Alarmierend wirkt gewöhnlich erst das Versagen eingeschobener Kuren, das Auftreten von Komplikationen oder das Erscheinen von Azetonurie. Dann ist der Patient bereit, mit dem bisherigen Schlendrian zu brechen. Dann soll man helfen, retten; dann kann man aber meist nur noch flicken.

Angesichts der lauen Maßnahmen, die bei Frühformen fast allgemein üblich waren, und deren schädlichen Einfluß auf die weitere Entwicklung des Diabetes ich jährlich bei vielen Hunderten neu zugehender Kranker feststellen konnte, habe ich seit mehr als 20 Jahren immer aufs neue gefordert, daß gerade die frühen Abschnitte der Krankheit unter besonders scharfer Kontrolle und mit zielbewußter Energie diätetisch geleitet und behandelt werden sollen. Hier ist noch alles zu gewinnen, aber auch alles zu verlieren. Leider bin ich in diesem Verlangen nur von einzelnen Fachgenossen der Stoffwechselpathologie unterstützt worden. Erst in den allerletzten Jahren schließt sich einer nach dem andern an.

Mit starker Übertreibung, ich möchte sogar sagen mit einem gewissen Übermute sagt J. P. Joslin[1]) neuerdings, an Diabetes, an diabetischem Koma, an diabetischen Komplikationen dürfe eigentlich kein Mensch mehr sterben, wenn er frühzeitig in die richtige Behandlung käme und darin verbliebe. Joslin übersieht, daß in bösartigen Formen des Diabetes am Verfalle des pankreatischen Inselsystems Vorgänge beteiligt sind, die nach heutigem Stande des Wissens und Könnens jeder Beeinflussung trotzen. Wenn wir aber von den glücklicherweise in starker Minderheit befindlichen bösartigen Fällen absehen, hat die Joslinsche These theoretisch eine gewisse Berechtigung. Um sie annähernd wahr zu machen, muß die planmäßige Behandlung sehr früh einsetzen, und früh schon muß der Diabetiker beginnen, sein Leben so einzurichten, daß das pankreatische Inselsystem von unnützer Belastung und Abnützung verschont bleibt. Vielleicht erlangt die Joslinsche These, wie so viele andere übertreibende Schlagwörter vor ihr, den Rang eines Weckrufes und verscheucht die lähmende, verzagende Skepsis so vieler Ärzte, welche über der Gunst des Augenblicks die Gefahren der Zukunft vergessen oder meinen, man erreiche so wenig, daß es die Unbequemlichkeiten nicht lohne. Diese Skepsis ist ein häufiger Grund für laue Maßregeln.

Meist sind die Unbequemlichkeiten der Dauerkost bei frühzeitig behandelten Diabetikern durchaus nicht größer als die der hygienischen und diätetischen Vorschriften, welche wir bei chronischen Magen-, Darm-, Nieren- und Herzleiden, bei Fettsüchtigen und Gichtikern als selbstverständlich betrachten. Unter meinen Patienten befinden sich manche, bei denen vor mehr als 20 Jahren ein mehrjähriger harter Kampf gegen die Glykosurie und gegen beträchtliche Neigung zur Azetonurie geführt wurde, die dann aber später bei arbeitsreichem Leben unter sehr liberaler Diät bis heute dauernd zucker- und azetonfrei geblieben sind. Bei einigen erzeugt selbst starke Belastung keine Glykosurie mehr. Daß solche erfreulichen Wendungen nicht gerade häufig sind, hängt z. T. sicher damit zusammen, daß man das Fortschreiten zerstörender pankreatischer Vorgänge zwar hemmen aber nicht ganz unterdrücken konnte, z. T. aber auch damit, daß die Energie der Patienten dem Zwange äußerer Verhältnisse gegenüber nicht standhielt, daß sie durch Beispiel und Überredung anderer leichtsinniger Diabetiker verführt wurden, und daß die hausärztliche Überwachung versagte. Was zu tun ist, soll später besprochen werden.

4. Über spätere Abschnitte der Krankheit.

Wenn die Zuckerkrankheit schon länger bestanden hat, hat der Hausarzt es in der überwiegenden Mehrzahl der Fälle mit Kranken zu tun, welche bis dahin noch nicht planmäßig auf eine bestimmte, ihrer persönlichen Lage angepaßte Lebens- und Ernährungsweise eingeschult worden sind. Ich schätze die Zahl der Diabetiker, die zu irgendeiner Zeit ein solches Verfahren einmal durchmachten, bei einer dünnen Oberschicht auf etwa 20 bis 25%, bei der übrigen Bevölkerung auf etwa 10%; für Fälle, die fortlaufend zweckentsprechend kontrolliert worden sind, schrumpfen diese Verhältniszahlen auf etwa die Hälfte zusammen. Infolgedessen steht bei der großen Mehrzahl der in hausärztlicher Behandlung befindlichen Zuckerkranken die Gesamtlage des Kohlenhydratstoffwechsels hinter dem erreichbaren Optimum zurück. Zum mindesten besteht keine Sicherheit, daß die geschwächten Regulatoren des Zuckerhaushaltes bestmöglich geschont und damit gekräftigt oder vor neuem Schaden bewahrt bleiben, oder daß wenigstens ihr weiterer Verfall verzögert wird. Ausnahmen kommen natürlich vor. Unter den vielen Zuckerkranken, welche mir seit etwa 25 Jahren aus allen möglichen Ländern von ihren Hausärzten zur Begutachtung und zur Einrichtung eines Kostplanes zugeschickt wurden, waren höchstens 15 bis 20%, die ich mit dem Bemerken zurückschicken konnte, die bisherige Kostordnung entspräche so gut der Lage des Falles, daß ich keinen besseren Rat geben könne. Etwa 30% waren diätetisch überhaupt noch nicht vorbehandelt; teils waren dies frisch entdeckte Fälle, teils hatten die Patienten nach eignem Gutdünken, nach populären Schriften, nach dem Beispiel anderer Diabetiker sich ihre Kost eingerichtet, teils hatten sie es zunächst einmal mit diesem oder jenem Geheimmittel versucht. Bei etwa 50% stieß ich auf eine ganz wilde und ungeordnete Kost; d. h. die allgemeine Richtung derselben war vielleicht nicht zu beanstanden, aber die Patienten waren über Art und Menge der ihnen zuträglichen Nahrung so dürftig unterrichtet, daß sie selbst bei bestem Willen grobe Fehler nicht vermeiden konnten. Da sich die erwähnten Erfahrungen auf mehr als 20 000 Fälle beziehen, darf man ihnen eine gewisse Allgemeinbedeutung zumessen.

Durchaus nicht alle Patienten, die ich sah, hatten bis dahin zu laxe Vorschriften erhalten. Nur für Anfangsfälle, wo ich aus früher erwähnten Gründen die Zügel so straff wie möglich anzuziehen rate, traf dies mit seltensten Ausnahmen zu. Bei weiter vorgeschrittenen Fällen kam es in den letzten Jahren mit zunehmender Häufigkeit vor, daß teils hinsichtlich der Gesamtkost, teils hinsichtlich einzelner Nahrungsstoffe, wie Kohlenhydrate, Proteine, Fett, die Patienten mit einem viel engeren Panzer umgürtet waren, als die Lage erforderte und zuließ. Hiergegen wäre nichts zu sagen, wenn man in diesen Stadien den Diabetes noch heilen oder die augenblicklich optimale Stoffwechsellage ganz wesentlich und dauerhaft bessern könnte. Manchmal trifft dies wohl zu, aber für die Mehrzahl veralteter Fälle bin ich — im Gegensatz zu meiner Beurteilung frischerer Fälle — sehr skeptisch. Denn nur allzuoft muß man sich trotz allen Bemühens bescheiden, die augenblicklich optimale Stoffwechsellage zu behaupten. Hierunter verstehe ich diejenige günstigste Einstellung von Glykosurie und Azetonurie, welche zur Zeit der Stoffwechselprüfung mittels einer erträglichen, praktisch durchführbaren, Kräfte und Leistungsfähigkeit sichernden Dauerkost erreichbar ist. Wenn man die augenblicklich optimale Stoffwechsellage sichert, ist für die weitere Zukunft schon vieles geleistet, und oft wird man die Freude erleben, daß man nach einiger Zeit doch noch einen kleinen Schritt vorwärts gekommen ist und eine deutlich gebesserte Stoffwechsellage antrifft.

5. Allgemeine Aufgaben des Hausarztes.

Gleichgültig, ob man es mit frischen oder älteren Krankheitsformen zu tun hat, unter allen Umständen ergeben sich in dem Augenblicke, wo man zu sachgemäßer Behandlung übergehen will, folgende vier Notwendigkeiten:

a) Toleranzprüfungen. Jedes Ermittlungsverfahren hat sich durchaus nicht nur auf die Bekömmlichkeit der Kohlenhydrate zu erstrecken, sondern auch auf Proteine, Fett und auf zweckmäßigste Gesamtnährstoffzufuhr (Kalorienbedarf). Man wird dabei finden, daß sehr viel auf das Mischungsverhältnis der Nährstoffe ankommt, und daß das günstigste Mischungsverhältnis bei den einzelnen Diabetikern nicht immer das gleiche ist. Solche starren Formeln, wie sie z. B. W. Falta[6]) für Eiweiß und Kohlenhydrate aufstellte (1 Teil Nahrungsstickstoff = 5 Teile Nahrungskohlenhydrat), kommen in der Natur nicht vor. Vielmehr ist das optimale Verhältnis zwischen Kohlenhydrat und Protein, zwischen Kohlenhydrat und Fett von Fall zu Fall höchst verschieden, dies um so mehr als für das Optimum nicht nur der Einfluß auf die Zuckerproduktion, sondern auch die Rückwirkung auf den Gesamtorganismus in Betracht kommt.

b) Die Durchführung einer einleitenden Schonungskur, deren Aufgabe es ist, die abnorme Erregung und Erregbarkeit des zuckerbildenden Apparates zu dämpfen und dadurch eine größere Toleranz für die Erreger der Zuckerbildung zu erobern oder m. a. W. die Stoffwechsellage zu bessern. Das gelingt fast immer. Im Sinne dieser Schonungskuren ist es, die Ansprüche an das pankreatische Inselsystem womöglich eine Zeitlang unter das Maß der wirklichen Leistungsfähigkeit zu erniedrigen. In schweren, azetonurischen Fällen ist dies freilich nicht immer möglich. Das erste und das zweite Verfahren werden gewöhnlich und zweckmäßig zeitlich zusammengelegt.

c) Die Errichtung einer mit den äußeren Lebensverhältnissen übereinstimmenden Dauerkost, welche womöglich Glykosurie und Azetonurie fern- und den Blutzuckerspiegel normal hält, unter allen Umständen aber erträglich und praktisch durchführbar sein soll und die Aufrechterhaltung eines guten Kräftezustandes sichert. Diese letztgenannten wichtigen Forderungen zwingen in vorgerückteren Fällen oft zu einer Art Kompromißbehandlung, wobei man zwar eine gewisse Glykosurie duldet, dazwischen aber periodisch Schontage einschaltet, welche dämpfend wirken sollen.

d) Öftere Kontrollen, welchen Einfluß die errichtete Dauerkost nicht nur auf Glykosurie und Azetonurie, sondern auch auf Blutzucker und Allgemeinzustand ausübt; und ebenso öftere Kontrollen, ob sich die ganze Stoffwechsellage inzwischen verschoben hat.

Von diesen jetzt allgemein anerkannten Erfordernissen der rationellen Diabetestherapie kann der Hausarzt nur in seltensten Fällen die beiden ersten mit hinreichender Genauigkeit durchführen, um auf der gewonnenen Grundlage die dritte, wichtigste Aufgabe, die Errichtung einer den Umständen und der Persönlichkeit zweckmäßigst angepaßten Dauerkost, zu lösen. Denn es gehören dazu nicht nur reiche Kenntnisse über die mannigfachen Eigentümlichkeiten des Diabetes und über Nahrungsmittel- und Ernährungslehre, sondern auch mehr Zeit und Arbeit, als der Hausarzt in der Regel zur Verfügung stellen kann.

Ein Punkt, an dem die einleitenden Schonungskuren, ohne welche man das erreichbare Optimum der Stoffwechsellage nur selten erobert, unter den Händen des weniger Erfahrenen häufig scheitern, ist das Auftreten von Azetonurie. Dieselbe kann rein physiologisch sein, d. h. sie wäre — wie F. Hirschfeld zuerst nachwies — bei jedem Gesunden, unter gleichen Kostverhältnissen auch zu erwarten. Sie kann aber auch spezifisch diabetisch sein und hat dann den Rang eines wichtigen Warnungssignals, das die Art des weiteren Vorgehens lenken muß. Auf die differential-diagnostischen Kriterien hier einzugehen, würde viel zu weit führen. Wenn man die auftretende Azetonurie sofort durch Kohlenhydratzulagen bekämpft, so macht man die ganze Schonungskur illusorisch, und tatsächlich beendet solches Vorgehen sehr oft häuslich durchgeführte Toleranzbestimmungen und Schonungskuren meist ganz unnötigerweise, da es Wege genug gibt, sie ohne gefahrdrohende Azetonämie zu vollenden.

In Anbetracht der Schwierigkeiten und Unsicherheiten wird der Hausarzt das augenblickliche und namentlich das zukünftige Wohl seiner Patienten am besten wahren, wenn er die grundlegenden Ermittlungen und die anfängliche, maßgebende, diätetische Einschulung einem Facharzte anvertraut. Auch dieser kann bei ambulatorischer Behandlung kaum zum Maximum des Erfolges gelangen. Dies ist, wie schon vor 40 Jahren E. Kuelz betonte und wie von Jahr zu Jahr mehr anerkannt wurde, nur bei klinischer Beobachtung und Behandlung möglich. Es ist erstaunlich, mit welcher Wucht sich diese Erkenntnis jetzt binnen kurzer Zeit in Nordamerika durchgesetzt hat. Erst seit wenigen Jahren begann man dort, mit planmäßigen Methoden den Diabetes anzugehen, und jetzt schon bestehen in mehreren großen Zentren große Krankenhausabteilungen, die ausschließlich der Erforschung und Behandlung des Diabetes dienen, so daß nicht nur bevorzugten Schichten, sondern gleichmäßig Arm und Reich die Wohltat klinischer Behandlung zuteil werden kann. Die praktischen Ärzte des Landes sind diesem, namentlich von Boston ausgehenden Weckrufe willig gefolgt, und die klinische Vorbehandlung der Diabetiker wird jetzt von den Ärzten und von den Patienten selbst so stürmisch verlangt, daß ohne Frage nach wenigen Jahren solche Spezialabteilungen mit fachlich durchgebildeten Ärzten und entsprechenden Küchen- und Laboratoriumseinrichtungen über das ganze Land verbreitet sein werden. Ich selbst hatte schon vor etwa 25 Jahren einen derartigen Spezialdienst für unbemittelte Zuckerkranke im Frankfurter Krankenhause eingeführt und mustergültigen weiteren Ausbau vorgesehen. Der vorgesehene und von den damals sehr einsichtigen und opferwilligen Frankfurter städtischen Behörden gebilligte großzügige Plan, für den mir auch reiche Mittel von Privaten zugesichert waren, wurde aber leider fallen gelassen, als ich vor 16 Jahren nach Wien übersiedelte. Ich glaube auch zu der Entwicklung der Dinge in Amerika durch meine New Yorker Vorträge im Jahre 1912 manches beigetragen zu haben. Wenigstens erging unter Bezugnahme auf jene Vorträge noch kurz vor dem Kriege an mich die Anfrage, ob ich geneigt wäre, ein halbes Jahr lang den Betrieb einer zu gründenden großen, für Arm und Reich bestimmten und mit zahlreichen Freibetten ausgestatteten ländlichen Kuranstalt für Zuckerkranke einzuschulen.

Mit dem Ende der etwa zwei- bis vierwöchigen Vorbehandlung muß natürlich die Tätigkeit des Hausarztes bewachend, beratend und fördernd einsetzen. Unmöglich lassen sich bei einem Kostplan sofort alle möglichen, etwa auftauchenden Fragen im voraus beantworten. Wenn der Hausarzt sich mit der allgemeinen Richtung und dem Sinne des Kostplanes vertraut macht, wird er ohne weiteres nähere Erläuterungen geben und notwendige Änderungen vornehmen können. Die Wachsamkeit hat sich natürlich nicht nur auf die Stoffwechselvorgänge zu beschränken, sondern muß sich in hohem Maße auch auf das sonstige Befinden, auf körperliche und seelische Zustände erstrecken. Zuckerkranke, die den Ernst der Lage erfaßt haben und willens sind, ihm Rechnung zu tragen, sind überaus anlehnungsbedürftig und hungern geradezu danach, daß der Hausarzt sich ihrer kleinen und großen Sorgen unermüdlich annimmt. Wenn derselbe in der Behandlung des Diabetes erfahren ist, was ja keineswegs immer zutrifft, wird er zu richtiger Zeit auch diese oder jene Spezialkur selbständig anordnen und durchführen können. Dies gilt namentlich für etwaige, bald seltener bald häufiger einzuschaltende Schonkuren[9]). Ich rechne dazu Perioden der gewöhnlichen strengen, kohlenhydratfreien Diät, fleischlose kohlenhydratarme Kost, Hungertage, planmäßige alle Nährstoffe umfassende Unterernährung, Perioden mit eiweißarmer und kohlenhydratreicher Kost, wie z. B. Haferkuren und ihre mannigfachen Abarten; zu den Abarten gehört u. a. die für manche Fälle technische Vorteile bietende, ihrem Wesen nach sich an ältere Kostformen[7]) von R. Kolisch, von A. Albu und von mir anlehnende W. Faltasche sogenannte Mehlfruchtkur. Ferner gehört dazu die K. Petrénsche Gemüse-Fett-Kost[8]), welche einen planmäßigen Ausbau der von mir

angegebenen Gemüsetage und -perioden darstellt. Auch die Joslinsche Kostform[1]) ist zu erwähnen, welche von kleinsten Nahrungs-
mengen ansteigend innerhalb 14 Tagen zu annähernd auskömmlicher Kost gelangt; immerhin machte ich bei ausgedehnter Nach-
prüfung die Erfahrung, daß die außerklinische Durchführung
dieser Kur doch überaus schwierig ist.

Die hier erwähnten und andere Sonderkuren werden sämtlich
als Teilstücke der Dauerkost benutzt. Es ist aber keineswegs
gleichgültig, unter welchen besonderen Umständen, mit welcher
Dauer, in welcher Dosierung dies geschieht. Ebenso wie bei stark
wirkenden Arzneien, muß der Arzt wissen, was sie leisten können,
und auf welche Nebenwirkungen er gefaßt sein muß. Bei genügen-
der Bekanntschaft mit der Technik und der Wirkungsweise solcher,
die Stoffwechsellage stark beeinflussender aber auf die Dauer nur
selten geeigneter Spezialkuren, liegen dieselben durchaus innerhalb
der Machtsphäre des Hausarztes. Dies voll auszunützen, ist um
so wichtiger, als vorausgegangene klinische Beobachtungen keineswegs immer den sicheren Schluß gestatten, welche Wirkung und
Nebenwirkung jene Kuren im täglichen Leben entfalten.

Leider muß ich aus langer Erfahrung sagen, daß die laufende
hausärztliche Behandlung sehr oft dem Diabetiker nicht die Stütze
gewährt, wie es sein könnte und sein sollte. Mit vielen Hausärzten, die mir Zuckerkranke überwiesen, bin ich freilich dauernd
in Fühlung geblieben, und ihre Berichte waren so sorgfältig, daß
ich dauernd über das Befinden des Patienten gut unterrichtet
war und auch von der Ferne aus jederzeit einen erbetenen Rat
geben konnte. Anderen Fachärzten wird es wohl ebenso ergangen
sein. Sehr oft aber glauben die Hausärzte, daß mit einmaliger
Erteilung fachärztlicher Vorschriften auf lange Dauer hin alles
getan sei, und sie kümmern sich kaum noch um die Lebensweise
und deren Einfluß auf die Patienten. Diese empfinden solche
Vernachlässigung sehr stark und entfremden sich dem Hausarzte
immer mehr. Sicher liegt gemeinsames Weiterarbeiten sowohl
im Interesse des Patienten wie des Hausarztes. Es muß aber ein
wirkliches Arbeiten und nicht eine Scheinarbeit sein. Die
Diabetiker, die fast ausnahmslos Schriften über Diabetes lesen,
bei unverantwortlichen Ratgebern, bei anderen Zuckerkranken
und bei anderen Ärzten herumhorchen, haben ein sehr feines
Empfinden dafür. Das ablehnende Verhalten vieler Hausärzte
ist psychologisch verständlich. Pathologie und Therapie des

Diabetes sind ungleich verwickelter, als wir Älteren und leider auch sehr viele jüngere Ärzte auf der Schulbank lernten, und als wir alle noch vor etwa ein bis zwei Dezennien glaubten. Es gibt keine andere chronische Krankheit, deren sachgemäße Behandlung so viel Wachsamkeit, Nachdenken und wirkliche Arbeit fordert.

Es liegt durchaus in den Zeitverhältnissen, daß die Stellung des Hausarztes auf das möglichste gekräftigt und wieder zu der alten Höhe emporgehoben werden muß. Dies kann, wie der Gang der Dinge in den letzten Jahrzehnten beweist, nicht dadurch geschehen, daß der Hausarzt mit verständlicher und durch trübe Erfahrungen geschärfter Eifersucht vermeidet, in Krankheitsfällen, die fachliche Sonderkenntnisse verlangen, fachärztliche Hilfe in Anspruch zu nehmen. Dies Verhalten bestimmt Kranke und u. a. auch viele Diabetiker sehr häufig dazu, den Hausarzt zu umgehen und sich der unmittelbaren Behandlung von Fachärzten anzuvertrauen. Wenn sich, wie sehr häufig der Fall, die fachärztliche Beratung nur auf die Sprechstunde beschränkt, so kommt oft nichts besseres dabei heraus, als was der durchschnittliche Hausarzt auch leisten könnte. Im Gegenteil sind häufig die Unkenntnis der häuslichen Verhältnisse und der Wegfall fortlaufender Bewachung dem Gesamterfolg abträglich. Bei Zuckerkranken erlebt man oft, daß sie den Zuckerhaushalt von Stoffwechselfachärzten, allgemein-nervöse und neuritische Zustände vom Nervenarzte, Komplikationen am Hautorgan von Hautärzten, die so überaus häufigen Störungen an den Kreislauforganen vom Herzarzte usw. behandeln lassen, und daß jeder dieser Ärzte ohne Rücksicht auf die anderen Ärzte und auf die anderen Zustände arbeitet und Verordnungen gibt. Es kommen oft kunterbunte, einander widersprechende Heilpläne dabei heraus. Die Zügel der Gesamtbehandlung und ihrer Teilstücke müssen in der Hand des Hausarztes vereinigt bleiben, auch wenn er dieses oder jenes Teilstück zeitweilig aus der Hand gibt. Wenn dies in richtiger Weise geschieht, wird der Hausarzt sich das Vertrauen des Kranken erhalten, und indem er die planmäßige Einheitlichkeit der Gesamtbehandlung herstellt, wird er dem Diabetiker unendlich viel nützen.

6. Sonderfragen hausärztlicher Behandlung.

Ich muß nun auf einige Fragen eingehen, die gerade für die hausärztliche Behandlung praktisch bedeutsam sind, und zu denen Stellung zu nehmen der Hausarzt oft genötigt ist.

a) **Kostformen.** Seit alters sind von den verschiedensten Diabetesforschern bestimmte Kostformen für Diabetiker empfohlen worden; sie knüpfen sich an diesen oder jenen bekannten Namen. Besonders die neueste Zeit ist reich daran, wobei auch manchmal altes für neu ausgegeben wurde. Bedauerlich und schädlich ist es, wenn irgendeine einzelne Kostform, von welcher Seite sie auch stammen möge, als allein richtige oder beste Methode hingestellt oder gewertet wird. Für den praktischen Arzt sind solche Kostschemata ja sehr bequem, und sehr oft greift er zu dem, was gerade am stärksten oder gerade zuletzt angepriesen wird. Aber eine diätetische Therapie, welche allen Fällen von Diabetes oder auch nur allen Fällen einer bestimmten Diabetesgruppe oder dem Einzelfalle für alle Abschnitte der Krankheit und allen äußeren Lebensbedingungen angepaßt wäre, gibt es nicht, und es gibt auch keine Methode, die schlechthin als als unrichtig zu verwerfen wäre. Alle Methoden, die sich seit mehr als einem Jahrhundert an Dutzende von Namen knüpfen, können in einem Falle nützlich und segensreich, im anderen Falle nutzlos und sogar gefährlich sein. Ich möchte daher die Hausärzte dringend warnen, gleichsam Sklaven bestimmter Methoden zu werden.

b) **Über Hungerkuren.** Als einleitende Schonungskur hat keine andere Methode so viel Aufsehen gemacht wie die F. M. **Allen**sche Hungerkur. Zunächst folgen sich drei bis fünf Hungertage; dann werden immer neue Hungertage zwischen Tagen knapper Ernährung eingeschaltet, so daß bis zu zehn oder zwölf Hungertage auf eine einmonatige Kurperiode fallen. Hiermit kann man jeden Diabetiker zuckerfrei, viele auch azetonfrei machen. An der Überschätzung dieser forcierten Hungerkuren haben sich auch mehrere deutsche Ärzte beteiligt. Wer sich kurzbemessener, 40- bis höchstens 60 stündiger Hungerperioden und anderer straff geregelter, aber milderer Schonungskuren bedient, weiß, daß die **Allen**schen Hungerkuren im Endeffekt durchaus nichts Besseres leisten. In Amerika ist die anfängliche, etwas chauvinistisch gefärbte Begeisterung dafür schon wieder stark im Abflauen. Ihr früherer vornehmster Fürsprecher **Joslin**[1]) erwähnt sie in seiner letzten zusammenfassenden Arbeit überhaupt nicht mehr. In seltenen Fällen nur, niemals aber für hausärztliche Behandlung bieten die **Allen**schen Hungerkuren gewisse Vorteile.

Joslin setzt, leider allzu schematisch, folgendes Verfahren an ihre Stelle: zuerst allmählicher Abbau aller drei Hauptnährstoffe (Kohlenhydrate, Proteine, Fett) von etwa 1250 Kalorien Tageswert bis auf 80 Kalorien Tageswert dann langsamer Wiederaufbau innerhalb mindestens zwölf Tage von 138 bis auf 1830 Kalorien Tageswert. Hierbei bleibt es zunächst einige Zeit. Bei manchen Diabetikern kann man dies ganz gut durchführen. Andere, und zwar die meisten, werden aber durch die verhältnismäßig lange Periode höchst kalorienarmer Kost derart zermürbt, daß man das sehr verständige langsame Tempo des Wiederaufbaues der Kost zum Nachteil des Gesamterfolges nicht beibehalten kann. Jedenfalls eignet sich die **Joslin**-Kur nach meinen Erfahrungen nur für klinische Behandlung. Ich brauche daher hier nicht weiter darauf einzugehen.

c) Die **Petrén**sche **Gemüse-Fettkost** mit äußerst geringen Proteingaben und gänzlichem Ausschluß der Kohlenhydratträger ist ein weiterer Ausbau der wohlbekannten Gemüsetage und verschärften Gemüsekost, die ich vor langer Zeit beschrieb. Daß diese Kost bei klinischer Behandlung lange Zeit mit Vorteil durchführbar ist, bewies K. Petrén, und dies stimmt auch mit meiner eigenen Erfahrung. Bei ambulanter und bei häuslicher Behandlung bin ich, sobald ich über einzelne Tage hinausgriff, stets damit gescheitert. Für die Geschmackslage unserer Landsleute ist die Petrén-Kur ungeeignet.

d) Die Faltasche Mehlfruchtkur bietet grundsätzlich nichts Neues. In ihrer praktischen Anwendung charakterisiert sie sich nach Falta's eigenen Krankengeschichten durch periodischen Wechsel zwischen strenger kohlenhydratfreier Diät, Gemüsekost und eiweißarmer Diät mit viel Kohlendyhrat. Man wird hierin die Grundzüge dessen wiedererkennen, was ich vor etwa 20 Jahren über die Verwendung von Haferkuren angab. Daß Falta den einheitlichen Kohlenhydratträger — sei es nun Hafer oder anderes Material — durch eine Summe verschiedener Kohlenhydratträger ersetzte, ist ein technischer Vorteil da, wo man längere Kohlenhydratkuren in Aussicht nimmt. Ob dies aber in dem Maße, wie es Falta empfiehlt, für die Mehrzahl der Diabetiker zweckmäßig ist, ist strittig. Nur für weit vorgeschrittene schwere Fälle mit hartnäckiger Acidosis ist kohlenhydratreiche Dauerkost sicher empfehlenswert. Dies war aber schon lange üblich, und dazu bedarf es keiner Einzwängung in ein scharf abgezirkeltes Diätschema. Jede Kost ist dann die richtige, die dem Patienten geschmacklich liegt und dabei doch grobe Überlastungen mit Protein und Kohlenhydrat vermeidet. Wöchentlich einmal eingeschaltete Schontage (Gemüsetage oder Bett- und Fasttage) pflegen auch diesen, in dauernder Gefahr schwebenden Kranken gut zu bekommen. Die Faltasche Kostordnung scheint mir, sinngemäß durchgeführt, von allen bisher bekanntgewordenen Methoden, die weitaus schärfste Aufsicht und Wachsamkeit des Hausarztes zu erfordern. Im übrigen sei daran erinnert, daß der Austausch der Kohlenhydratträger untereinander schon in den alten Külzschen, von mir dann weiter ausgebauten Äquivalententabellen vorgesehen war. Daß diese nicht restlos gültig sind, sondern in jedem Einzelfalle mit angemessenen Instruktionen versehen werden müssen, ward stets betont.

e) Warnung vor Überfütterung. Den Hausärzten ist nicht dringend genug ans Herz zu legen, die Zuckerkranken vor Überfütterung zu bewahren. Auf die Gefahren der Überfütterung ward schon eingangs hingewiesen. Ich betrachte es als ein hervorragendes Verdienst, daß neuerdings F. M. Allen dies mit weit größerer Schärfe bewies und betonte als es früher (z. B. von Cantani, Bouchardat, Naunyn u. a.) geschehen war. Es ist ein schwer ausrottbares Vorurteil, daß Diabetiker an Stelle der eingeschränkten Kohlenhydratträger mit Eiweiß- und Fettträgern überfüttert und angemästet werden müßten. In bescheidenem Maße habe ich selbst — wie so viele andere früher — diesen Fehler gemacht, stehe aber seit geraumer Zeit auf ganz anderem Standpunkt. Im großen hat uns die Hungersnot im Kriege gelehrt, wie günstig knappe Kost auf Glykosurie und unter Umständen auch auf Azetonurie einwirkt. Die Kriegskost war gewiß nicht das Ideal ihr günstiger Einfluß auf die Stoffwechsellage wurde häufig genug durch ihre Einseitigkeit aufgehoben. Manche Diabetiker, namentlich Frauen, haben sich aus dem elenden Ernährungs- und Kräftezustand, bei dem sie freilich zuckerfrei waren, später trotz reichlicherer Kost nie wieder ganz erholt. Die Grundlehre der Kriegserfahrung sollte man aber beherzigen, freilich unter Vermeidung der Einseitigkeit der Kost, zu der die Kriegslage zwang. Die Kriegslehren scheinen aber wieder vergessen zu sein. Bei sehr vielen Zuckerkranken, die in hausärztlicher Behandlung stehen, begegne ich wieder starker Überfütterung, teils mit Fett, vor allem aber mit Proteinen. Aus den überbrachten Proben des 24stündigen Urins ergab sich jetzt oft wieder ein N-Umsatz von 25 bis 30 g (= 180 bis 200 g verzehrten Eiweißes). Ich empfehle, man möge sich darauf einigen, daß die durchschnittliche Dauerkost nicht mehr als 1 bis 1,2 g Eiweiß pro Kilo Körpergewicht enthalten soll, der Urin darf dann durchschnittlich nicht mehr als etwa 16 bis 17 cg N pro Kilo Körpergewicht enthalten. Diese Verhältniszahl erleichtert dem Arzte die Kontrolle über den Eiweißverzehr. Ich sagte „durchschnittlich", weil es meist ratsam ist, eiweißärmere und eiweißreichere Kost wechseln zu lassen. Ebenso wichtig ist Beachtung der Gesamtkost, die den Fettbestand beherrscht. Fettleibige müssen, hauptsächlich durch Fettbeschränkung, langsam und vorsichtig ihrem Normalgewicht genähert werden. Fettarme suche man bei ihrem Gewichte zu halten und nur bei sehr starker Magerkeit höchst langsam aufzufüttern; Mastschnellkuren sind zu meiden. Normalgewichtige darf man — oft zu ihrem großem Vorteil — eine Zeitlang unterernähren, so daß sie die unterste Grenze des Normalgewichtes erreichen. Vorübergehend, zum Zwecke besonderer Schonkuren, vertragen alle Diabetiker, selbst die mageren, mäßige Unterernährung recht gut. Ob es aber auf die Dauer gelingt, durch eine die Normalkost unterbietende Zufuhr den Diabetiker an eine knappe Kost derart zu gewöhnen, daß er dabei erträglichen Ernährungszustand und wirklich guten Kräftezustand behauptet, ist nicht für jeden Fall sicher. B. Naunyn hatte schon vor langer Zeit dargetan, daß manche Zuckerkranken, namentlich unter den Schwerdiabetikern, sich auf auffallend niedrige Kalorienzufuhr einstellen können. Allen und Joslin verallgemeinern dies jetzt. Die meisten der bisherigen Gaswechseluntersuchungen und meine eigenen klinischen Erfahrungen lassen die Verallgemeinerung dieser Lehre nicht als berechtigt erscheinen. Ich muß beiläufig erwähnen. daß ich unter den Patienten. die nach der amerikanischen Methode — teils in Amerika, teils bei uns — langdauernd kalorienarme Kost erhalten hatten, doch viele sah, deren körperliche Leistungsfähigkeit, geistige Frische, Herzkraft stark ins Wanken gekommen waren und sich erst bei allmählich steigender Kost wieder erholten. Da der Bedarf in weitestem Umfang von der muskulären Beanspruchung abhängt, läßt sich kein allgemeingültiger Wert für zweckmäßige Kalorienzufuhr angeben. Ich erinnere daran, daß — von schwersten Fällen abgesehen — eine durch Muskelbetätigung geforderte höhere Kalorienzufuhr die endokrine Pankreasdrüse nicht wesentlich belastet (vgl. oben).

Es ist klar, daß die Überwachung des so überaus wichtigen Eiweißumsatzes und der fettbeherrschenden Gesamternährung durchaus dem Hausarzte zufallen muß. Wenn er das hier Vorgebrachte beherzigt, wird er dies leicht und mit vollem Erfolge tun können schon durch Erfüllung dieser Aufgabe wird er vielen Diabetikern manches Lebensjahr retten.

f) **Muskelarbeit.** Um regelmäßige Betätigung der Muskeln, in vernünftigem der Leistungsfähigkeit entsprechendem, niemals übertriebenem Maße sei der Hausarzt stets besorgt (S. 9). Sie soll in das Tages- und Wochenprogramm eingestellt werden. Vor Überanstrengungen bei etwaigen Erholungsreisen ins Gebirge muß gewarnt werden; wenn sie auch zunächst gut zu bekommen scheinen, bedingen sie beim Diabetiker nicht selten wesentlichen und nicht wieder zu beseitigenden Anstieg des Blutdrucks.

g) Quellenkuren. Obwohl man im Interesse der Kurorte mit nachsichtiger Gutmütigkeit immer wieder dieser oder jener Quelle einen nachdrücklichen heilenden Einfluß auf den Diabetes zuerkannt hat, müssen wir uns doch darüber klar sein, daß wir mit diesem magischen Wunderglauben vollkommen brechen müssen. Dennoch wird niemand den wohltätigen Einfluß von Kuren in Karlsbald, Marienbad, Mergentheim, Neuenahr, Vichy u. a. Orten leugnen wollen und können. Wir verstehen ihre Erfolge, wenn wir die Wirkungen in ihrer Gesamtheit als Entlastungskur deuten. Schon die ältere Bäderliteratur berichtet, daß der Erfolg bei solchen Diabetikern am größten sei, die zu Hause in diätetischer Hinsicht ungeordnet und zügellos leben, zu Fettsucht neigen und Muskelbetätigung scheuen. Die Ausschaltung dieser Schädlichkeiten entlastet, wie früher ausgeführt, das pankreatische Inselsystem, und diese Schonung hat nachwirkende Kraft. Es ist sicher kein Zufall, daß eine der ältesten und eindrucksvollsten Arbeiten über den zuckermindernden Einfluß der Muskelarbeit von einem Karlsbader Arzte [K. Zimmer[10])] stammt. Die geistige Entspannung und Ausspannung wirkt natürlich auch günstig. Das Mineralwasser ist sicher für manche krankhafte Begleitumstände günstig; vor allem zwingt es bei etwas reichlicherem Gebrauche fast automatisch zu Mäßigkeit in Essen und Trinken. Bei richtiger Führung gehören die Quellenkuren zu den Schonungskuren, von denen ja immer günstige Nachwirkung zu erwarten ist; in mancher Hinsicht stehen sie den Unterernährungskuren nahe. Das üppige gesellschaftliche Leben, das sich in einigen Kurorten seit Anfang dieses Jahrhunderts entwickelte und jetzt wieder fortgesetzt wird, und der Ersatz der Bergwanderungen durch Automobilfahrten sind den Kurerfolgen nicht günstig gewesen. Wenn ich schon öfters an den Karlsbader Brunnenkuren usw. Kritik übte, richtete sich dies 1. gegen das Vertrauen auf die spezifische Heilkraft des Wassers, 2. gegen die Auswüchse des Kurlsbens, 3. gegen den auffälligen Mangel an erzieherischer Kraft, den die Brunnenkuren im Vergleich zu klinischer Behandlung aufwiesen, 4. gegen die unrichtige Auffassung von Ärzten und Patienten, daß eine drei- bis vierwöchige Brunnenkur die Sünden elfmonatiger häuslicher Mißwirtschaft wieder gut machen könne. Es ist ja klar, daß die Zukunft des Diabetikers nicht davon abhängt, ob er jährlich eine Brunnenkur gebraucht, sondern davon, wie er in der überwiegend langen Zwischenzeit zu Hause lebt.

Die Verordnung von Brunnenkuren ist Aufgabe des Hausarztes. Er muß daher wissen, wie diese Kuren wirken, was er von ihnen erwarten darf, und wo die Grenzen ihrer Wirksamkeit liegen.

h) Medikamente. Von Medikamenten mäßigen nur die Opiate in gewissem, aber doch sehr beschränktem Grade die Glykosurie. Bei längerem Gebrauche überwiegen üble Nebenwirkungen. Über Insulin siehe die folgenden Aufsätze.

Der Diabetiker schreit nach Medikamenten, die ihn von dem diätetischen Zwange erlösen sollen. Dem Mangel an Präparaten mit anerkannter Wirkung wollen zahllose Geheimmittel, Pulver, Pillen, Tränke abhelfen. Wie sehr sie sich rentieren, beweisen die enormen Reklamekosten, welche darauf verwendet werden. Teils gemäß begleitender Vorschrift, teils auf Grund einer gewissen Autosuggestion ist der Diabetiker während des Gebrauches in Speise und Trank doch vorsichtiger als sonst; etwaige Erfolge werden dann natürlich nur dem Geheimmittel zugute geschrieben. Hier ist auch daran zu erinnern, daß selbständige, d. h. von der Behandlung unabhängige Schwankungen, d. h. zeitweilige Besserungen und Verschlimmerungen der Stoffwechsellage vorkommen. Schon früher ward darauf hingewiesen (S. 14). In frühen Abschnitten des Diabetes sind solche Schwankungen etwas ganz gewöhnliches und markieren sich manchmal durch ganz überraschend große Ausschläge nach oben oder unten. Auch im späteren Verlaufe der Krankheit kommen solche Schwankungen vor in kleinerem Ausmaße sehr häufig, in großem Ausmaße seltener. Ich wies schon mehrfach anderen Ortes darauf hin, daß ein reichliches Maß nüchterner Kritik und Selbstkritik von seiten des Arztes dazu gehört, um zu entscheiden, ob man bei auffallenden günstigen Wendungen der Stoffwechsellage vor spontaner oder vor therapeutisch herbeigeführter Besserung steht. Bei etwaigem Gebrauch von Geheimmitteln werden günstige Wendungen natürlich auf dieses bezogen. Auch manche andere Quellen der Täuschung und Selbsttäuschung gibt es[16]). Ein einziger Scheinerfolg zieht meist weite Kreise im Lager der Zuckerkranken. Wie wenig die Geheimmittel wirklich nützen, zeigt der Umstand, daß seit Jahrzehnten das eine das andere in schneller Folge verdrängt und ablöst. Die Stellung der Hausärzte zu diesen Geheimmitteln ist vielfach sehr lax, viel laxer als bei allen anderen Krankheiten, vielleicht weil dem Arzte die seelische Beruhigung und der neue Hoffnungsstrahl in psychotherapeutischem Sinne willkommen sind. Bei der Harmlosigkeit der meisten Geheimmittel wäre nichts dagegen zu sagen, wenn der Schaden, den sie bringen, nicht so ungeheuer groß wäre. Denn nur gar zu oft lenkt das Vertrauen auf die Arznei den Patienten von den wahren Notwendigkeiten ab. Es gibt nicht wenige Diabetiker, die Jahre hindurch sich eines vollkommen geregelten Zuckerhaushaltes und besten Befindens erfreuten, dann aber, der Verführung erliegend, unter Preisgabe der bisherigen Vorsichtsmaßnahmen von einem Geheimmittel zum andern griffen und eine nicht wieder gutzumachende Schädigung der Stoffwechsellage davontrugen. Aus diesen und anderen Gründen ist es nicht mit Ethik und Pflicht des Arztes vereinbar, daß er das Geheimmittelunwesen in der Diabetesbehandlung stillschweigend duldet.

Bezüglich des Natron bicarbonicum, das sehr oft in mittleren, oft in überaus großen Gaben nicht nur bei Komagefahr, sondern Jahre hindurch verordnet wird, möchte ich einige warnende Worte hinzufügen. In dauernd acidotischen Fällen scheint mir, trotz des neuerlichen Einspruches einiger amerikanischer Diabetesforscher, die Alkalitherapie berechtigt zu sein. Darüber hinaus aber nicht. Doch rate ich dringend zu Gemischen verschiedener Alkalien in doppeltkohlensaurer Bindung; namentlich Kalk und Kali sind nicht zu vergessen (Kali sehr zweckmäßig in Form des natronfreien, angenehmen Tafelwassers „Omalkan", Hirschapotheke Frankfurt a. M.). Die Diabetikerkost in ihren mannigfachsten Formen ist sehr arm an Kalk und namentlich an Kali. Durch dauernde einseitige starke Natronzufuhr stören wir künstlich das Gleichgwicht der Kationen. Es scheint, daß die Neigung mancher Diabetiker zu Ödemen damit zusammenhängt. Auch an die Zufuhr von Phosphorsäure müssen wir denken. Wenn wir eiweißarme Kost geben, und Fleisch, Eier, Käse, d. h. unsere wichtigsten Phosphorsäureträger, stark beschränken, so sinkt die Phosphorsäurezufuhr erheblich; angesichts ihrer Aufgaben im gesamten Zellstoffwechsel und namentlich bei der Energieentwicklung in den Muskeln ist dies recht bedenklich. Bei Nachlassen der muskulären Energie und Leistungsfähigkeit wird der Arzt, oft ohne jede sonstige Koständerung, von täglich $1^1/_2$ g saurem Natronphosphat manchmal überraschende Erfolge sehen[11]).

i) **Klinische Behandlung**, einleitend und periodisch wiederkehrend, gibt erfahrungsgemäß die sicherste Unterlage für dauernd richtige Einstellung des Zuckerkranken auf die seiner Sonderlage entsprechenden Lebensweise. Ohne ergänzende Mithilfe des Hausarztes wird damit aber nur halbe Arbeit geleistet (S. oben).

k) **Coma diabeticum.** Auf Vermeidung des Comas steuert eigentlich die ganze Diabetestherapie hin. Wenn trotz durchaus sachgemäßer Behandlung schließlich Coma kommt, ist meist nichts mehr zu machen. Es sind schon alle Trümpfe ausgespielt, und man darf sich sagen, daß alles getan wurde, um dies Ende hinauszuschieben. Wir haben in solchen Fällen auf dies Ende, durch ein langes präkomatöses Stadium hindurch, seit Wochen und Monaten gewartet. Wenn Coma ohne längere präkomatöse Vorbereitung, gewissermaßen überraschend einsetzt, sind die Aussichten für Überwindung des Anfalles viel günstiger. Diese beiden Extreme sind durch fließende Übergänge verbunden.

Bei beginnendem Koma sei empfohlen: sofortige Bettruhe und Auswaschen des Magens. Dann Verzicht auf jegliche Nahrung außer Alkohol und reichlich Wasser. Auf den Tag rechne man bei Erwachsenen 150 bis 200 ccm Kognak od. dgl. Daneben die übliche Alkalitherapie, teils in Form intravenöser Infusion, teils in Form von Tropfklistieren. Den letzteren kann man 3% Alkohol beimischen. Im Gegensatz zu früher vermeide ich seit etwa 12 Jahren Kohlenhydrate, auch Glykoseklistiere und Laevulosegetränke. Ich habe die Patienten oft zwei bis vier Tage völlig hungern lassen. Wichtig aber sind Herzstimulantia (Spartein- und Strophantininjektionen). Der Wiederaufbau der Kost geschehe höchst langsam bei der Auswahl richte man sich mehr nach den Wünschen der Patienten als nach Grundsätzen. Ich bin mit den Erfolgen dieser verhältnismäßig einfachen Behandlung so zufrieden, daß ich sie gerade für hausärztlichen Gebrauch dringend empfehlen möchte. Neuerdings machte Joslin Einwände gegen die Alkoholgaben, sie könnten die Nieren schädigen und versperren. Der Einwand scheint ein theoretischer zu sein wenigstens fehlen positive Angaben über solche Vorkommnisse. Ich habe nie derartiges gesehen. — Bei der nichtacidotischen, sog. kardiovaskulären Form des Coma ist das geschilderte Verfahren unwirksam. Hier können unter Umständen Glykoseinfusionen mit minimalem Suprareninzusatz helfen. Über Insulinbehandlung des Coma s. S. 49.

Mit diesen Betrachtungen will ich schließen. Ich habe viel Kritik üben müssen, aber ich hoffe, daß es mir gelungen ist, auf dem Boden der Kritik auch Positives aufzubauen.

Inwiefern hat das Insulin die Behandlung bei Zuckerkranken geändert?

Von

C. von Noorden.

Die im Titel aufgeworfene Frage ist verschieden zu beantworten, je nachdem von welcher Behandlungsform des Diabetes man ausgeht. Mit grobem Umriß müssen wir zwei Gruppen früherer Behandlungsform unterscheiden:

1. **Sachgemäße individualisierende Behandlung.** Eine erste Gruppe, bei welcher genaue Untersuchung der diabetischen Stoffwechsellage, unter gleichzeitiger Berücksichtigung aller sonstigen körperlichen Zustände, der Psyche, der Lebensgewohnheiten und äußerer Umstände, Grundlage für die ärztlichen Vorschriften wurde, und wo diese entsprechend dem Gang der Dinge auch weiterhin auf das jeweilige Optimum eingestellt wurden (S. 25). Dies alles, namentlich das rechtzeitige Erkennen und Einschätzen von Wendungen im Krankheitsverlaufe, die Änderungen in Kost und Lebensweise heischten, bedurfte beträchtlicher Arbeit und Aufmerksamkeit des Arztes, nicht minder aber der Einsicht, Gewissenhaftigkeit und Willensstärke von seiten des Kranken. Dafür waren aber Einfluß auf die Stoffwechsellage, Schutz vor üblen Folgen für Ernährungs- und Kräftezustand und für die Gesundheit verschiedenster Organe (Haut, Nerven, Augen, Herz und Gefäße, Sexualorgane usw.), Sicherheitsgefühl des Patienten, vor allem Sicherung der Zukunft zwar nicht unbedingt gewährleistet, aber doch bestmöglich erhöht. Wir können diese Behandlungsform, als deren Begründer zweifellos E. Külz zu gelten hat, kurz als „individualisierende Behandlung" charakterisieren. Sie hielt sich fern von jedem Schema und benützte, je nach Umständen, die verschiedensten Kostformen: z. B. gleichmäßig gemischte, eiweißreiche und kohlenhydratarme, eiweißarme und kohlenhydratreiche, fettreiche und fettarme Kost,

Gemüsetage, Hafertage, Überernährung, Unterernährung, Hungertage usw. Freilich gab es immer Ärzte, welche in einer dieser Kostformen, d. h. nur in einem Teilstück der diätetischen Therapie eine Methode zu besitzen wähnten und in solchem Wahne an ihr festklebten. Dies bedeutet natürlich das gerade Gegenteil von Anschmiegen des Kostplanes an die Eigenart der Persönlichkeit. Statistisches S. 6.

2. Oberflächliche diätetische Durchschnittsbehandlung. Bei einer zweiten Gruppe von Zuckerkranken, welche die ungeheure Mehrheit bildete, beschränkte sich die diätetische Fürsorge auf Errichtung einer mittleren Kost, die in früherer Zeit die Zufuhr der wichtigsten Fett- und Eiweißträger und der stärkearmen Gemüse dem Belieben des Patienten überließ und von Kohlenhydratträgern im Durchschnitt etwa 100 g Brot, einige Früchte und $^1/_4$ bis $^1/_2$ Liter Milch zur Verfügung stellte. Die spätere Zeit fügte wesentliche Einschränkung der Proteinträger, dann auch den Grundsatz der Unterernährung hinzu; beides wurde oft übertrieben. Auch bestimmte Kostformen drängten sich hier und da vor, z. B. die sog. „Mehlfruchtkur" (eine Umformung der früher von mir nur für bestimmte Zwecke empfohlenen Haferkur), die Petrénsche Gemüse-Fett-Kost (ein Ausbau der früheren Gemüsetage und -perioden); beides in der Praxis gleichfalls meist in übertriebener Weise und ohne klare Einsicht in Indikation und Kontraindikation eingeleitet und durchgeführt. Überhaupt haben die mannigfachen, unter bestimmten Umständen höchst wertvollen, im Laufe der beiden letzten Dezennien neu aufgekommenen Kostformen (S. 28) nach meiner Erfahrung mehr Wirrwarr und Unsicherheit in die Diabetestherapie des praktischen Arztes gebracht als Vorteile für die Kranken. Z. B. trug die „Mehlfruchtkur", deren Indikationen kaum über die der typischen „Haferkuren" hinausgreift, vieles dazu bei, bei Arzt und Patient den Respekt vor den Kohlenhydratträgern zu mindern. Daß ein Austausch unter denselben erlaubt und ratsam sei, ging für den sachlich urteilenden eigentlich schon zur Genüge aus den von E. Külz vor 30 Jahren entworfenen, von mir dann weiter ausgearbeiteten Äquivalententabellen hervor.

In die ziemlich laxen, nur bei besonderen Ereignissen für kurze Zeiten etwas gemilderten oder verschärften, nur selten für den Einzelkranken das Optimum darstellenden Durchschnittsverordnungen brachten die altehrwürdigen, aber doch nicht

3*

jedem Zuckerkranken zugänglichen Mineralwasserkuren in Karlsbad, Mergentheim, Neuenahr, Vichy usw. insofern eine nützliche Abwechslung, als an diesen Kurorten die Kost doch viel persönlicher eingestellt und vor allem auch genauer befolgt wurde. Immerhin ein kümmerlicher Ausgleich der wahren Erfordernisse, da das Wohl und Wehe und namentlich die Zukunft der Diabetiker nicht von der 3—4wöchigen Trinkkur, sondern von dem 11monatigen Verhalten zu Hause abhängen. Man kann sagen: je rückständiger in einem Lande oder in der Machtsphäre eines Arztes die häusliche Behandlung der Krankheit war, desto mehr belieferten sie die Kurorte mit Diabetikern. Dies schließt nicht aus, daß trotz allerbester häuslicher Behandlung in solchen Kurorten, abseits zeitweiliger Beeinflussung des Zuckerhaushaltes, für viele Kranke noch sehr Nützliches herausspringen kann. Dies habe ich immer betont.

Eine geradezu verheerende Wirkung auf den Verlauf des Diabetes hatte und hat leider noch heute die oft gerügte grobe Vernachlässigung der Frühformen des Diabetes, die meist mit den Namen „alimentäre Glykosurie" (das echteste Kind des wahren Diabetes!), transitorische Glykosurie, neurogener Diabetes, renaler Diabetes usw. abgetan und mit gar keinen oder ganz unzulänglichen diätetischen Maßnahmen versehen werden. Ohne solchen Leichtsinn, der früher auf Unwissenheit beruhte, jetzt aber ein Kunstfehler ist, wären unendlich viele Fälle von Diabetes im Keime festgehalten worden. Die Anfänge und Frühformen bedürfen am dringendsten planmäßiger Diättherapie.

3. Individualisierende diätetische Behandlung und Insulin. Die individualisierende Behandlung, welche schon vor Entdeckung des Insulins das damals bestmögliche leistete, hat aus dem Insulin außerordentliche Vorteile gezogen; einstweilen freilich noch wenig für leichte Formen der Glykosurie, wobei mehr als etwa 125 g Brot, neben sonst kohlenhydratfreier Kost mittleren Proteingehaltes und auf angemessenen Ernährungszustand (nicht zu mager, nicht zu fett) zugeschnittenen Kaloriengehaltes, ohne Glykosurie und Azetonurie und bei niedrigem Stande des Nüchternblutzuckers gut vertragen werden. Nur etwaige Komplikationen nekrotisch-entzündlicher Art und die Notwendigkeit größerer Operationen, auch akute Infektionskrankheiten fordern dringend zu sofortigem Insulingebrauche auf. Trotz eines negativen Harnbefundes sollte man zu Insulin greifen,

wenn der Blutzucker nüchtern (bei mehrfach wiederholter Untersuchung!) wesentlich erhöht ist (mehr als 160—180 mg Proz.), und
namentlich wenn gleichzeitig — wie es unter solchen Umständen
meist der Fall ist — Hypertonie besteht. Ob man den Blutzucker
damit wesentlich herabdrückt, ist von Fall zu Fall verschieden,
vor Ablauf einiger Wochen sogar unwahrscheinlich; die Hypertonie pflegt aber meistens nachzulassen, und das ist von Vorteil.
Eine weitere Indikation für Insulin bei jenen leichteren Formen
der Glykosurie ist fortschreitendes Sinken der Kohlenhydrattoleranz, wie es am häufigsten bei Kindern und Jugendlichen vor-
kommt, und wobei es sich zwar um zunächst leichte Glykosurie
aber um schweren, gefahrdrohenden Diabetes handelt. Insulin
bewirkt dann fast ausnahmslos eine ganz bedeutende Verlangsamung des Toleranzschwundes.

Je mehr sich die Kohlenhydrattoleranz, unter den angegebenen
sonstigen Ernährungsbedingungen, 100 g Brot nähert oder gar
darunter steht, ferner in allen mittelschweren Fällen und schweren
Formen der Glykosurie, wo man bei geringer Kohlenhydratzufuhr
stets auf Ketonämie gefaßt sein muß, und wo man früher oft zu
recht verwickeltem Kostplane greifen mußte, um sich zwischen
hohen Zuckerwerten und Azetonurie durchzuwinden, wurde das
Insulin zum Erlöser. Nicht daß man auf Kostformen, welche an
und für sich den spezifisch-diabetischen Stoffwechsel stark ent-
lasten, ganz verzichten könnte (Fleischtage, Fischtage, Eiertage,
Gemüsetage, Hungertage, Hafertage usw. [9, 17]). In einer von
Fall zu Fall verschiedenen periodischen Wiederkehr erwiesen sie
sich uns sogar als unschätzbares Mittel, starke Erfolge zu erzielen
und festzuhalten (C. von Noorden und S. Isaac [18]); aber es
sind doch aus früheren, entsagungsreichen längeren Perioden
nur Einzeltage geworden! Im übrigen ward der diätetische Panzer
ungleich bequemer. Man wird unter dem Schutze von Insulin
bei der überwiegenden Mehrzahl von Fällen mindestens 100 g
Brot (oder Brotwerte) der Kost einverleiben können, wobei der
Harn azetonfrei bleibt und entweder gar keinen, oder nur stunden-
weise, im ganzen aber sehr wenig Zucker enthält. In Fällen, wo
nicht unabwendbare, entsprechend der histologischen Natur des
Leidens, die endokrine Leistungsfähigkeit des Pankreas der Neige
zueilt, läßt sich dann — freilich oft nur durch sehr hohe Gaben
Insulin (80—120 Einheiten täglich) — ein vortrefflicher Zustand
behaupten, sehr oft unter allmählicher Verminderung der Gaben,

was auch E. P. Joslin[19]) neuerdings hervorhebt und auf Wiederaufbau von Inselgewebe zurückführt. Wir betrachten es als besonderen Vorteil der Insulinbehandlung, daß sie zwar nicht im
Beginne aber doch später eine Proteinzufuhr gestattet, die weit
über das hinausgeht, was manche neuere, fälschlich für „Methoden"
gehaltene Kostformen (siehe oben) den Patienten gewährten.
Wir erkannten es auch für richtig, in den späteren Zeiten der
Insulinkur nicht an dem sehr engen Verhältnis zwischen Fett und
Kohlenhydraten festzuhalten, wie es E. P. Joslin noch immer
tut; wir geben dann Fett so viel, wie wir zur Wahrung befriedigen-
den Ernährungszustandes brauchen.

In ganz schweren bzw. den schwersten Formen zueilenden
Fällen lassen sich oft noch, bei Beschränkung der Kohlenhydrate
auf 80 bis 110 g Brotwert, durch eiweißarme Kost (6—10 g N
täglich) und Einstellen der Kalorienzufuhr (wesentlich eine Fett-
frage!) auf das geringste angängige Maß Glykosurie und Azetonurie
zwar nicht völlig fernhalten, aber doch einigermaßen bändigen.
Dazu bedurften wir monatelang sehr großer Insulinmengen (120
bis 180 Einheiten täglich). Es bestand dabei völlige Euphorie.
Wir verzeichneten Erfolge, die sich turmhoch über alles früher
Erreichbare erhoben. Plötzliches Aussetzen und Vermindern des
Insulins in solchen Fällen ist höchst gefährlich. Das beachte
man genau.

Über die glänzende Wirkung des Insulins bei Koma brauchen
wir nicht zu sprechen. Das ist bekannt genug. Wenn aber ein
Diabetiker trotz bester kombinierter Diät-Insulinbehandlung
wegen Fortschreiten des Grundleidens komatös wird, ist es schwer,
ihm mit hohen und höchsten Insulingaben zu helfen.

Hier sei die nicht überflüssige Bemerkung eingeschaltet, daß der Arzt
sich möglichst an eine bestimmte Insulinmarke halten soll, mit der er sich
vertraut gemacht hat, und daß er vor allem beim einzelnen Kranken nicht
von Marke zu Marke wechsle. In Amerika wird nur eine Marke verwendet:
das ist ein großer Vorteil. Es wird nur sehr wenig davon exportiert. Gleicher
Wert an „Insulineinheiten" gewährleistet noch nicht völlig gleiche Wirkung
und Nebenwirkung. Das mußten wir leider oft erleben, als uns wegen man-
gelnden Materials die Lage zum Wechseln zwang. Wir haben jetzt ganz
gute deutsche Marken, von denen man hoffen darf, daß sie sich dauernd
bewähren. (s. S. 48 u. 49).
Die gelegentlich auftretenden Insulinödeme lassen sich durch Ein-
schalten einzelner salzfreier Tage sicher bekämpfen. Bemerkenswert ist,
daß manche Stoffe das Auftreten von urtikariaartigen Ausschlägen begün-
stigen. Dies zeigte sich in bezug auf Salizylsäure in 2 Fällen. Weder das eine

noch das andere allein hatte solches bewirkt, wohl aber die zufällige Vereinigung beider.

4. Diätetische Durchschnittsbehandlung und Insulin. Die gerügte oberflächliche Durchschnittsbehandlung des Diabetes hat vor allem den Vorteil erlangt, daß ihr im Falle augenblicklicher Not (nekrotisierende Entzündungen, Gangrän, große Operationen, akute Infektionskrankheiten, Neuritis optica, Koma u. a.) im Insulin ein Mittel verfügbar ist, welches richtig dosiert, auf Verlauf und Prognose solcher Komplikationen hervorragend günstigen Einfluß gewinnt. Wenn derartige Ereignisse Arzt und Familie alarmieren, sollte schnell Umformung der Diät helfen. Wie oft habe ich bei Konsultationen solcher Lage gegenübergestanden! Langjährige Unterlassungssünden können aber nicht binnen kurzem wettgemacht werden, und bei wirklich akuter Gefahr wirken sich daher frische diätetische Maßnahmen oft zu langsam aus. Der umstimmende Einfluß des Insulins erfolgt viel rascher und sicherer.

Es ist jetzt viel von ambulanter und von hausärztlicher Behandlung mit Insulin die Rede. Sie ist tatsächlich ein Hauptstück planmäßiger Diabetestherapie und sollte es immer mehr werden. Wir wissen aber genau, und es wurde auch in den grundlegenden amerikanischen Arbeiten sogleich auf das schärfste betont, daß zwischen Diät und Insulin ein ganz bestimmtes Verhältnis herrschen muß, und daß nur die kombinierte Diät - Insulin - Behandlung wahren Erfolg bringt. Das günstigste Verhältnis zwischen Insulin und Diät bzw. deren Einzelstücken (Kohlenhydrate, Protein, Fett usw.) ist aber kein konstantes. Es stellt eine persönliche Gleichung dar, deren X-Wert von Fall zu Fall und im Einzelfalle von Zeitraum zu Zeitraum verschieden ist. Bei gleicher Kost und gleicher Glykosurie kann die zweckmäßige Insulingabe um das fünffache und mehr verschieden sein. Daher muß der ambulanten Behandlung stets eine gewissenhafte Einstellung der Kombination: Diät und Insulin vorausgehen, und der Erfolg dieser Kombination wird wesentlich sicherer sein, wenn die Dauerkost eingeleitet und vorbereitet wird durch eine Periode der Schonungsdiät [9]) (S. 16), die an und für sich schon die ganze Stoffwechsellage verbessert, und die gleichzeitig zum allmählichen Aufbau der Insulindauerkost dient. Diese Aufgabe kann nur unter außergewöhnlich günstigen Umständen hausärztlich oder ambulatorisch gelöst werden; zumeist ist nur klinische Beobachtung und Behandlung dafür zuständig. Dann aber, auf der so gewonnenen Grundlage tritt der Hausarzt voll und ganz in sein Recht; sich mit der Insulinkur vertraut zu machen, ist geradezu seine Pflicht; sie weist ihm eine arbeitsreiche, aber auch interessante und lohnende Aufgabe zu.

Leider beginnt jetzt schon eine gewisse Form hausärztlicher ambulanter Insulinbehandlung sich auszubilden, wogegen Stellung zu nehmen ist. Ohne die geringste oder mit nur scheinbarer Änderung der früheren, oberflächlichen diätetischen Durchschnittsbehandlung, oft unter ziemlich planloser Erweiterung der schon früher allzu liberalen Kost, wird Insulin gespritzt. Die hypoglykämische Gefahr ist dabei nicht groß; denn nur selten wagt sich der Arzt mit dem Insulin in die Nähe dieses Gefahrpunktes. Es kann sein, daß mit Diät und Insulin zufällig das richtige getroffen wurde; in der Regel ist es nicht der Fall. Trotz häufiger Urinuntersuchungen und vielleicht auch einiger Blutproben steht das Ergebnis meist weit ab vom optimalen erreichbaren Erfolge. Vorübergehende Senkungen der Glykosurie, ja sogar Aglykosurie kommen häufig vor. Es sind aber nur Augenblickserfolge und ändern an der Gesamtlage, an dem weiteren Verlaufe, an der Zukunft sehr wenig oder gar nichts. Diese wilde Form der Insulinbehandlung liegt durchaus im Geiste der alten oberflächlichen Durchschnittsbehandlung. Sie wurde auch in Amerika beobachtet, gerügt und wie es scheint, inzwischen mit Erfolg bekämpft.

Eine bedeutende Errungenschaft der Insulinerfolge ist, daß schnellen Schrittes die Unzulänglichkeit und Unsinnigkeit der früheren oberflächlichen Durchschnittsbehandlung des Praktikers Ärzten und Patienten zum Bewußtsein kommt. Es wurde bekannt und erkannt, wie viel zielbewußte und pflichttreue ärztliche Hilfe für das Wohl der Zuckerkranken zu tun vermag. Bei uns ist dies erst im Werden. E. P. Joslin[19] schildert sehr lehrreich, in welchem Umfange die verbreitete Kenntnis von den Insulinerfolgen die Diabetiker Nordamerikas gleichsam aus ihren Höhlen herausgetrieben hat, wie sie sich jetzt zu planmäßigen Kuren (mit und ohne Insulin) drängen, wie sie Krankenhäuser und Sanatorien bestürmen, wieviel leichter es geworden sei, mit einschränkenden Diätmaßnahmen durchzudringen, um wie viel gewissenhafter die Patienten den Vorschriften folgen. Diese von der Gesamtheit der Ärzte planmäßig unterstützte Bewegung habe in den großen Städten Nordamerikas so gut wie alle Diabetiker erfaßt, und dies dehne sich immer weiter über das ganze Land aus. Die Bewegung zielt keineswegs auf Insulintherapie hin, sondern ganz allgemein auf sachgemäße Behandlung der Zuckerkrankheit. Sie zieht automatisch auch Frühformen in deren Bereich und wird sich mit der Zeit in überraschendem Maße an der Prognose der Krankheit auswirken. Wenn in breitestem Umfange die Diabetiker vom Beginne an sachgemäßer und fachkundiger Behandlung zugeführt werden, ist dies eine Errungenschaft von einer Tragweite, die der Entdeckung des Insulins nahekommt, und die auch dieser Entdeckung gutgeschrieben werden muß.

Ratschläge für die Insulintherapie.

Von

C. v. Noorden und S. Isaac.

1. Vorbemerkungen.

Wir begannen in unserer Privatklinik die Insulinbehandlung im März 1923. Der Sommer verstrich mit tastenden Versuchen. Wir erhielten damals nur wenig Material hoher Wirksamkeit aus Amerika mannigfache deutsche Präparate, welche wir damals durchprüften, befriedigten noch nicht. Zu ausgedehnter Verwendung gelangten wir erst mit Beginn des Winters 1923/24. Bei der großen Zahl von Zuckerkranken, welche unsere Klinik aufsuchen, stieg alsbald der tägliche Verbrauch von Insulin auf 1000 bis 1500 Einheiten, oft weit darüber hinaus. Wir dürfen uns daher auf recht breite eigene Erfahrung berufen. Wesentlich darauf, weniger auf sonstige Veröffentlichungen fußen die folgenden Ratschläge für praktische Ausführung der Insulinbehandlung. Die eigenen Erfahrungen sind vielleicht um so höher zu werten, als die gesamte übrige Behandlung sich zwar nach alter Gepflogenheit und nach den von uns immer aufs neue vertretenen Grundsätzen der Lage des Einzelfalles anpaßte, sich sonst aber in gleichen Bahnen bewegte wie früher. Wir hatten in dieser Hinsicht nichts umzulernen. Von besonderem Vorteil war, daß zahlreiche Patienten, deren Stoffwechselverhältnisse uns seit Jahren bekannt waren, auf ihr Verhalten unter Insulineinfluß geprüft werden konnten, und sowohl sie wie auch die große Mehrzahl der neu hinzugekommenen, sogleich mit Insulin behandelten Kranken auf Grund sich häufig wiederholender kurzer Beobachtungskuren unter fortlaufender Kontrolle blieben. Dank der gewissenhaften und sorgsamen Mitarbeit der Hausärzte, welche unter Anlehnung an unsere Feststellungen und therapeutischen Vorschläge die begonnene Insulinbehandlung fortsetzten, blieben wir auch bei weitaus den meisten Kranken über das häusliche Geschehen auf dem laufenden.

In Wiederholung des schon im vorstehendem kleinen Aufsatze gesagten schicken wir im folgenden die gleicherweise für Arzt wie für Kranken durchschlagend wichtige Bemerkung voraus, daß es ein Irrtum wäre zu glauben, es sei durch den Eintritt des Insulins in das Rüstzeug unserer Heilmittel die Technik zweck- und vernunftgemäßer Diabetesbehandlung erleichtert worden. In erstaunlichem Maße wurden die Aussichten der Behandlung gebessert. Die Behandlung aber wurde dem Arzte erschwert, seine Verantwortlichkeit wuchs; an die Gewissenhaftigkeit, an das genaue Durchführen der Vorschriften, an das Durchhalten, an die ganze Mitarbeit des Patienten wurden größere Ansprüche gestellt. Das ist gut so; die Erfolge des Insulins wurden zum Weckruf, der auch dem größten Zweifler die gebieterische Notwendigkeit sachgemäßer Diabetesbehandlung kundtat. Der kleine Kreis der Kenner wußte zwar immer, wieviel Nutzen schon die alte, rein diätetische Behandlungsmethode brachte. Aber ihre Erfolge waren in der Hauptsache vorbeugende, waren vielfach mehr ein Wechsel auf die Zukunft als auf die Gegenwart: sie waren nicht immer sogleich überzeugend erkennbar und sinnfällig. Sie wurden daher vielfach unterschätzt und absprechend beurteilt. Das war wohl auch der Grund, warum höchst verschiedene diätetische Behandlungsmethoden, die mehr scheinbar als wirklich sich widersprachen, einander den Rang streitig machten. Das Hinzutreten des Insulins brachte schnelle in die Augen springende, überzeugende, jeden Zweifel ausschließende Erfolge.

Wir beschränken uns im folgenden im wesentlichen auf rein praktische Fragen, das Theoretische soweit wie irgend möglich ausschaltend. Über die Theorie der Insulinwirkung und über alle theoretischen Fragen, welche teils zu Recht, teils zu Unrecht mit seiner eigenartigen Wirkung verflochten wurden, belehrt das treffliche Büchlein von H. Staub (Insulin. Darstellung, Chemie, physiologische und therapeutische Anwendung, II. Aufl., Berlin 1925). Es sei auch auf die von uns gemeinsam bearbeitete demnächst erscheinende VIII. Auflage von C. von Noordens Monographie „Die Zuckerkrankheit und ihre Behandlung" verwiesen.

2. Insulin.

Herkunft. Das durch die Großtat der Torontoer Forscher Best und Banting entdeckte Insulin stammt aus dem Langerhansschen Inselsystem des Pankreas. Ausgangsmaterial ist in Amerika vorzugsweise die Bauchspeicheldrüse des Schweines, in Europa die des Rindes.

Das gebrauchsfähige, wasserlösliche Präparat soll frei sein von Proteinen und von den Verdauungsfermenten der Drüse. Verschiedene technische Methoden erreichen dieses Ziel. Insulin ist zwar wie die meisten Hormone und Fermente in kleinen und kleinsten Mengen durch den ganzen tierischen Körper verbreitet, und auch in vielen Pflanzen fand man insulinartig wirkende Substanzen, doch hat sich bisher nur die Gewinnung aus Pankreas gelohnt.

Wesen und Wirkung des Insulins. Insulin wird übereinstimmend für das Hormon gehalten, welches die Bauchspeicheldrüse dem Zuckerhaushalte zur Verfügung stellt, und welches letzten Endes dazu dient, den Blutzuckerspiegel des Gesunden auf annähernd gleicher niedriger Höhe zu halten und damit den Übertritt von Zucker in den Harn zu verhüten.

Im Sinne der Ordnung des krankhaft veränderten Zuckerhaushaltes bewirkt Insulin — richtige Dosierung vorausgesetzt — beim Zuckerkranken:

a) **Sinken des Blutzuckerspiegels und Sinken bzw. Verschwinden der Glykosurie.** Beides ist zwar miteinander verknüpft, aber doch nicht in dem Sinne, daß vollkommener Parallelismus bestände.

Sehr häufig sind Fälle, wo unter dem Schutze des Insulins der Harn wochen- und monatelang frei von Zucker und Azeton geblieben ist, der Nüchternwert des Blutzuckers aber ohne erhebliche Schwankungen auf irgendeine Größe zwischen 140 und 200 mg/Proz. oder sogar noch höher „fixiert" ist. Was ist der Grund für solche Hartnäckigkeit gerade des Blutzuckers, die von dem Verhalten des Harnzuckers abweicht? Wir wissen es nicht.

b) **Aufnahme von Glykogen in die Leberzellen.** Beim Zuckerkranken sinkt bekanntlich die Bildung bzw. Bergekraft der Leberzellen parallel der Schwere der Stoffwechselstörung.

c) **Sinken bzw. Verschwinden der Azetonkörper** (β-Oxybuttersäure, Azetessigsäure, Azeton) aus Blut und Harn. Dies bedeutet Wiederherstellung normalen Fettsäureabbaues in der Leber, und dies wiederum steht zweifellos in engem Zusammenhange mit Rückkehr normalen Aufbaues und Abbaues von Kohlenhydrat daselbst.

d) **Anstieg der Toleranz für Kohlenhydrate.** Es gelingt z. B. den Harn eines Diabetikers bei auskömmlicher Gesamtkost mit einem K.H.-Gehalte von 100 g Brotwert zuckerfrei zu halten, während er vorher ohne Insulin, unter Ausschluß aller K.H.-Träger noch ansehnliche Mengen Zucker hinaustrug.

Diese vier für den praktischen Arzt wichtigsten Tatsachen zeigen an, daß ganz allgemein gesprochen, **der gestörte Zuckerhaushalt des Diabetikers sich dem des Gesunden wieder nähert.** Daß unter diesen Umständen die Ernährungstechnik erleichtert wird, und daß es leichter als ohne Insulin gelingt, den Ernährungszustand zu bessern, ist selbstverständliche Folge.

Diesen kardinalen segensreichen Wirkungen steht als mindestens höchst unbequem, unter Umständen aber bedrohlich die **Gefahr des „hypoglykämischen Symptomenkomplexes"** gegenüber.

Klinisch äußert sich der Zustand zunächst in Schwächegefühl, nervöser Erregung und Reizbarkeit, Parästhesien der Zunge, Schweißausbruch, Schwindel, Zittern, Hungergefühl, das bis zu Heißhunger sich steigern kann,

Übelkeit, Ermüdungsgefühl in den Muskeln, Bedürfnis sich hinzulegen, Weich- und Kleinwerden der Pulswelle, oft Pulsbeschleunigung, manchmal auch Verlangsamung. Die Gruppierung der Symptome ist nicht bei allen Zuckerkranken die gleiche, beim einzelnen aber meist in allen Anfällen sehr gleichförmig, so daß der Kranke aus den allerersten kleinen Zeichen die Wiederkehr des Zustandes erkennt. Manchmal ist dessen Entwicklung allmählich, andere Male überraschend schnell, sogar plötzlich. Bei höheren Entwicklungsgraden kann es kommen zu Aphasie, Dysarthrie, Verwirrtheit, Muskelkrämpfen, schließlich Bewußtlosigkeit und sogar Tod. Das Ganze gleicht einem Kollapszustand leichten, mittleren, schweren und schwersten Grades.

Der Beginn des Anfalles liegt zwischen $^1/_2$ bis 5 Stunden nach der ihn auslösenden Gabe Insulin, selten später. In allen schwereren Anfällen findet man starkes Absinken des Blutzuckerspiegels. Die Hypoglykämie kann bis herab auf 60 und 50 mg Proz. führen, also weit unter die normalen Werte. Andere Male erfolgt zwar nicht solcher Tiefsturz, aber doch ein jäher Niedergang von sehr hohen zu niedrigeren, immerhin noch übernormalen Werten, z. B. von 300 auf 120%.

Ursprünglich glaubte man insofern einen einheitlichen Symptomenkomplex vor sich zu haben, als man alle Teilstücke als zwangsläufig verbundene Folge der Hypoglykämie deutete. Beim Studium der leichteren und selbst der mittelschweren Anfälle aber ergab sich, daß ein durchstehender Parallelismus zwischen den klinischen Merkmalen und Grad der Hypoglykämie nicht immer besteht. Dies veranlaßte, eine koordinierte Doppelwirkung des Insulins anzunehmen, d. h. eine Gruppe neurovaskulärer Reizsymptome vorwiegend parasympathischen Charakters und eine zur Hypoglykämie führende Abänderung des Zuckerhaushaltes mit Folgen, die sich aus mangelhafter Versorgung der Gewebe mit Zucker erklären (Muskelschwäche, Krämpfe, Asphyxie). Daß die Folgen der Hypoglykämie die klinisch weit bedeutungsvolleren sind, ist unbestreitbar. Aber vielleicht — und wir selbst neigen jetzt im Gegensatz zu früher diesem Standpunkte zu — sind doch sämtliche Symptome Folgen einer für den augenblicklichen Stand der Stoffwechsel- und Erregbarkeitslage ungünstigen Senkung des Blutzuckerspiegels. Selbst extreme auch von uns gesehene Gegensätze, wie starke Hypoglykämie (60 mg/Proz.) ohne nennenswerte klinische Symptome einerseits, ziemlich starke klinische Symptome bei mäßiger Senkung des Blutzuckers anderseits, können sich aus der dauernd oder temporär verschiedenen Reaktionslage der einzelnen Persönlichkeit erklären. Dies stimmt damit überein, daß die Toleranz für Insulin, d. h. die Grenze unterhalb derer das Insulin einwandfrei gut vertragen wird, ungemein verschieden ist und keineswegs der Schwere der Stoffwechselstörung parallel geht; ebenso wird die Tragweite der Reaktionslage durch die Angabe F. M. Allens dargetan, daß bei Patienten (Schwerdiabetiker), die längere Zeit mit sehr kalorienarmer Kost ernährt waren, oft schon kleinste Gaben (1—2 Insulineinheiten pro Tag) hinreichten, stärksten Abfall des Blutzuckers und hypoglykämischen Kollaps hervorzurufen, eine theoretisch interessante und praktisch höchst wichtige Erfahrung.

Über Vorbeugung und Behandlung hypoglykämischer Anfälle S. 56; über Theoretisches dazu S. 47.

3. Theoretisches über Insulinwirkung.

Obwohl wir uns von Theorie möglichst fernhalten wollen, sind wir doch verpflichtet, zu einigen Fragen Stellung zu nehmen, weil sonst manche praktische Weisung schwer verständlich wäre, und weil unser Standpunkt nicht von allen geteilt wird. Begründung des vorgebrachten Theoretischen ist an anderer Stelle zu suchen (VIII. Auflage der Monographie „Zuckerkrankheit", Berlin: Julius Springer).

Wir betrachten als weitaus überwiegende, vielleicht alleinige unmittelbare Ursache der diabetischen Hyperglykämie und Glykosurie eine Überproduktion von Glykose aus den verschiedensten Zuckerquellen (Nahrungskohlenhydrat, Fettsäuren, Proteine usw.) in den Leberzellen, und zwar halten wir diese Überproduktion für Folge einer Übererregbarkeit des zuckerbildenden Apparates daselbst. Wir benützen das allgemeine Wort „Apparat", weil im einzelnen der chemisch-physikalische Mechanismus noch nicht geklärt ist. Mit dem sich hierbei in den Leberzellen abspielenden pathologischen Geschehen ist einerseits mangelnde Glykogenstapelung in der Leber, anderseits überreichliche Bildung von Azetonkörpern aus Fettsäuren auf das engste verknüpft. Während es für die zuckerproduzierende Tätigkeit der Leberzellen mancherlei physiologische Erreger gibt (Nahrungsreize, chemische Signale von zuckerbedürftigen Geweben her, zentrifugale nervöse Einflüsse, Suprarenin, vielleicht auch einzelne Hormone anderer abgelegener endokriner Drüsen), dient als Dämpfer der Erregbarkeit und als einschränkender Regulator des zuckerbildenden Apparates — soweit wir es bisher wissen — nur das Inkret des pankreatischen Inselapparates. Den Angriffspunkt des Insulins verlegen wir vorzugsweise in die Leber, während es noch unentschieden bleibt, ob daneben eine direkte Insulinwirkung auf irgendein anderes Gewebe, insbesondere auch auf die Muskelzellen erfolgt.

Der selbst beim Schwerdiabetiker ungehemmt fortschreitende Zuckerverbrauch in den Geweben (Muskeln) schreitet auch nach Insulingabe lebhaft weiter (nach manchen lebhafter als vorher; das ist aber fraglich). Anderseits hemmt Insulin den

Zuckernachschub aus der Leber. Aus gewissen Anzeichen nehmen wir an, daß der Abbau von Fettsäuren vorzugsweise davon betroffen wird. (S. Monographie über Zuckerkrankheit, VIII. Aufl.) Die für gewöhnlich hochwillkommene, höchst segensreiche Hemmung der übermäßigen Zuckerproduktion kann sich unter Umständen schokartig, andere Male auch schubweise oder wellig auf- und absteigend, zu solchem Grade verstärken, daß der für Versorgung von Muskeln und Nerven (einschließlich der Gefäßmuskeln und -nerven) gelieferte Zucker nicht mehr voll ausreicht. Dies ist dann Ursache des hypoglykämischen Anfalles.

An verspätetem Auftreten sind u. a. etwaige Glykogenvorräte schuld, die unter Schutz vorausgeschickter Insulingaben angesammelt, trotz Überdosierung des Insulins noch eine Zeitlang vor allzu weitgehender Zuckerverarmung des Blutes und der Gewebe schützen. Wenn wir manchmal bei noch relativ hohem Blutzuckerspiegel den hypoglykämischen Komplex auftreten sehen, so mag es wohl sein, daß für die an sehr hohen Blutzucker gewöhnten Zellen schon ein beträchtlicher, aber Minimalwerte noch nicht erreichender Niedergang desselben die Aufnahme von Zucker aus dem Blute wesentlich erschwert.

4. Insulininjektionen.

Praktisch genommen kommt bisher nur die subcutane und die intramuskuläre Injektion in Frage. Das Insulin wird steril in Ampullen bzw. Fläschchen geliefert. Es ist unmöglich, ein sachliches Urteil über größere oder geringere Güte der einzelnen im Handel befindlichen Präparate abzugeben. Die käuflichen Behälter sind mit je 10 bis 200 klinischen Einheiten beschickt. Trotz Möglichkeit steriler Entnahme wähle man für den Einzelfall Gefäße, deren Inhalt auf längstens 2 bis $2^1/_2$ Tage berechnet ist. Das einmal angezapfte Fläschchen ist kühl aufzubewahren. Wenn der Patient sich selbst die Injektionen machen oder sie durch nicht-ärztliche Personen empfangen soll, ist natürlich sorgsame Belehrung über Technik und insbesondere über aseptisches Vorgehen Voraussetzung; ebenso über das Abmessen der zugedachten Einheitenmenge. Die neben der 5 ccm Packung (100 E) gebrachten Klein-Ampullen zu 1 ccm (1 ccm = 10 E) von Insulin „Sandoz" tragen den Verhältnissen des allgemeinen Praktikers besonders Rechnung.

Die von Inktionje zu Injektion in sterilem Wasser aufzulösenden Insulintabletten können wir trotz etwas billigeren Preises für die häusliche Praxis nicht empfehlen. Die Gefahr, daß schädliche Keime in das die Tabletten beherbergende Röhrchen fallen und an den Tabletten haften, ist doch zu groß. Was etwaige septische Infektion bei Zuckerkranken bedeutet, weiß jeder.

Allergische Reaktionen. Reaktionen die zwar von der Injektion abhängen, aber nichts mit spezifischer Insulinwirkung zu tun haben, fehlen zwar überwiegend häufig, sind aber doch nicht ganz selten. Man muß sie kennen. Sie sind verschiedener Art und Quelle.

Unmittelbar nach der Injektion kann ein mäßiger lokaler Schmerz eintreten, abhängig von leichtem Säuregehalt der Lösung. Er dauert nicht lange. Kühle Aufschläge lindern ihn.

Alsbald nach Injektion kann um die Injektionsstelle eine urtikaria-artige, bald kleine, bald größere Quaddel auftreten. Dies erfolgt, wenn ein Teil der Injektionsflüssigkeit intrakutan haften blieb, beruht also auf fehlerhafter Technik. Die Nadel muß scharf, das zur Desinfektion der Haut benützte Desinfiziens reizlos sein (am besten Alkohol). Die Nadel soll auf kürzestem Wege, also senkrecht, die gesamte Haut durchstechen. Die geeignetsten Injektionsstellen sind solche, wo die Haut locker auf der Faszie sitzt. Die Arme sollten zur Injektion nicht benützt werden. Auch hier nützen kühlende Umschläge mit dünner Borsäurelösung.

Verzögerte lokale Reaktion in Form einer nach 3 bis 5 Stunden sowohl nach subkutaner wie nach intramuskulärer Injektion auftretenden prallen, mehr lästigen als schmerzhaften Schwellung, die nach ca. 12 Stunden ihren Höhepunkt erreicht und nach 36 Stunden meist wieder verschwunden ist, kommt bei Frauen viel häufiger vor als bei Männern. Einzelne Autoren berichten, sie nach $^1/_3$ aller Injektionen gesehen zu haben.

Allgemeine anaphylaktische Reaktionen mit Urtikaria, Fieber, manchmal Erbrechen, zwischen 5 und 12 Stunden nach der Injektion auftretend, sind selten.

Mit Ausnahme der ersterwähnten lokalen Säurereaktion sind alle diese Formen zweifellos durch anhängende Spuren von Protein bedingt und als anaphylaktische zu deuten.

Im Anfange der Insulinära waren sie viel häufiger als jetzt. Man vermutete, daß Schweinepankreasextrakt ihr Auftreten begünstigt; auf Schweineprotein reagiert der Mensch weit empfindlicher als auf Rinderprotein. Wir selbst konnten die Zugehörigkeit der lästigen lokalen Reaktionen zu Präparaten bestimmter Fabriken nicht bestätigen. Dagegen brachten hier und da einzelne Serien aus dieser oder jener Fabrik, im Gegensatz zu der überwiegenden Masse von Serien gleicher Herkunft, uns gehäuftes Auftreten allergischer Reaktion. Dies bezieht sich sowohl auf ausländische wie inländische Präparate. Das Präparat von Allen-Hanburys (identisch mit Insulin „Fresenius"), das wir früher vorzugsweise benützten (im ganzen mehr als eine Million Einheiten), brachte uns nur selten belästigende Grade allergischer Reaktion, darunter nur dreimal fieberhafte Allgemeinreaktion; das von uns in diesem Jahre sehr viel verwendete Insulin „Sandoz" (Chem. Fabrik Fritz Augsberger, Nürnberg) brachte uns überhaupt noch keine allergische Reaktion. Die letztere aber hängt nicht nur von Beschaffenheit des einzelnen Präparates, sondern auch stark von Empfindlichkeit der einzelnen Persönlichkeit ab. Wenn bei einem Kranken sich die Reaktion unter Gebrauch eines bestimmten Präparates öfters wiederholt, bleibt nichts übrig als das Präparat zu wechseln. Gewöhnlich schwächen sich übrigens die Reaktionen allmählich ab. So starke Reaktionen, daß sie zum Abbrechen der Insulinkur zwangen, sahen wir noch nie. Zum Vorbeugen und Abschwächen der allergischen Reaktionen dient außer den oben erwähnten örtlichen Maßnahmen innerlicher Gebrauch von Kalziumpräparaten.

Die Dosierung nach klinischen Einheiten, welche aus jeder Packung ersichtlich ist, ist jetzt im großen und ganzen so weit zuverlässig, wie dies bei einem biologischen Präparate überhaupt möglich ist. Starke Unterschiede in Wirkungskraft der angegebenen „klinischen Einheit" trafen wir im Gegensatz zu früher nicht mehr an. Völliges Gleichbleiben der Wirkungskraft fanden wir bei den von uns bisher meist verwendeten Präparaten (cf. oben; Allen-Hanburys, Sandoz); gleiches wird auch vom Insulin Merk und Schering und dem Insulin „Tetewop" gerühmt; wir haben darüber bisher noch nicht große eigne Erfahrung. Völlige Gleichheit unter den verschiedenen Präparaten besteht noch nicht. Daher sollte der einzelne Arzt sich möglichst an ein bestimmtes Präparat halten, um sich mit dessen Wirkungskraft vertraut zu machen.

Das Füttern mit Insulin (Wirkung vom Magen und Darm) ist wertlos, das Verabfolgen von Insulin per rectum mindestens unsicher. Auch das Verlutschen insulinhaltigen Materials (perlinguale Wirkung) hat sich nicht bewährt; jedenfalls ist es auch dabei ganz ungewiß, wieviel Insulin in die Säfte gelangt. Das gleiche gilt vom Inhalieren. Alle diese Verfahren, von denen das eine oder andere vielleicht einmal brauchbar wird, sind noch nicht über die Kinderschuhe hinaus und können für ernsthafte Behandlung nicht empfohlen werden.

5. Insulin bei Coma diabeticum.

Bei drohendem oder gar schon ausgebrochenem Coma auf Insulin zu verzichten wäre heute ein Kunstfehler. Mit Vorbereitung (s. unten) darf keine Zeit vergeudet werden. Wir empfahlen vor der Insulinzeit bei Coma Hunger- und Alkoholkur (S. 33). Die Empfehlung des Alkohols und der sonstigen Maßnahmen behalten wir bei, dagegen verbietet die Anwendung des Insulins völliges Hungern. Man braucht beim Erwachsenen sehr große Insulingaben (120 bis 300 Einheiten und mehr am 1. Tage, auf 8 bis 15 Dosen verteilt; anfangs ein-, später zweistündlich). Bei Kindern je nach Alter $^1/_2$ bis $^1/_5$ der Mengen). Gewöhnlich erlaubt schon der 2. Tag Senken der Dosis. Im allgemeinen liefert Zucker- und Azetongehalt der einzelnen Harnportionen, ebenso auch das ganze Befinden dem Erfahrenen hinreichende Anhaltspunkte für Größe und Verteilung der Gaben; aber sichere Gewähr gegen hypoglykämischen Insult gibt dies ebensowenig wie das Verhalten des Blutzuckers, dessen fortlaufende schnelle Bestimmung übrigens auch nur in wenigen Kliniken möglich wäre. Die bedeutende Hyperglykämie, die in allen Fällen echten diabetischen Comas fortbesteht, solange dieses andauert, spendet eine Art automatischen Schutzes gegen hypoglykämische Gefahr. Immerhin fanden wir es zweckdienlich, den Schutz dadurch zu verstärken, daß wir jeder Insulingabe je 10 g Lävulose oder Oxanthin (Triose, Höchster Farbwerke) oder echten, lävulosereichen Bienenhonig oder 100 ccm des gleichfalls lävulosereichen Orangensaftes unmittelbar folgen ließen. Dextrose und Rohrzucker sind nicht so zweckmäßig. Bei Unvermögen zu schlucken kommt rektale bzw. intravenöse Zufuhr von Triose oder Lävulose, im Notfalle von Dextrose in Betracht. Bei komabedrohtem Stand der Dinge sollte der Diabetiker Triose oder Lävulose stets bei sich führen. Wenn die Ketonkörperproduktion bei wirksamer Insulintherapie schnell absinkt (erkennbar am Schwächerwerden der Eisenchloridreaktion), bedarf es keiner oder nur sehr kleiner Gaben von Natr. bicarb. zur Erleichterung des Säureexportes. Es gibt aber Fälle (namentlich bei etwaigem II. oder III. Koma usw.), wo die Alkalireserve des Körpers derart vermindert ist, daß ohne sehr hohe Gaben von Natr. bicarb. (80—100 g) die Gefahr nicht überwunden werden kann.

Nach Abwehr der unmittelbaren Gefahr verordnen wir jetzt am liebsten etwa 3 Hafertage (steigend von 80 bis 150 g am Tage); Zusatz von 30 bis 50 g Lezithineiweiß schadet nichts; Fett werde an diesen Tagen besser vermieden. Später folgt nach einem Hunger- oder knappen, fettarmen Gemüse-Eiertage[17] aufsteigende Ernährung, wie bei gewöhnlicher Insulinkur.

6. Insulin bei gefährlichen Komplikationen des Diabetes.

Ebenso wie Comagefahr heischen akute Infektionen aller Art, Verwundungen, eilige Operationen (z. B. Appendizitis, Ileus, eingeklemmte Hernien usw.) die Mithilfe von Insulin ohne besondere Vorbereitung. Dies um so mehr, wenn Azetonurie vorhanden; denn dann birgt schon die Narkose gewisse Gefahr. Insulin kann ihr vorbeugen. Man beschränke sich bei dem des Insulins Ungewohnten aber auf kleine Mengen, etwa 1 bis 3 mal je 10 Einheiten, und mit ihnen zugleich oder bald folgend reiche man kleine Gaben von Lävulose oder Fruchtsäften (cf. oben). Dies setzt man fort, solange die Sachlage (z. B. Bauchoperationen) sonstige Nahrungsaufnahme verbietet. Nach alterprobter Weise schalten wir dann mit Vorliebe 2 bis 3 Tage Haferkur ein, wie nach Coma, und gehen des weiteren in der eben (bei Coma) beschriebenen Art voran. Daß man bei Insulingewöhnten die Injektionen in den individuell als richtig erkannten Mengen erst recht fortsetzt, ist selbstverständlich. Man wird oft finden, daß bei Infektion wesentlich höhere Insulingaben benötigt und gut vertragen werden. Daß sich Tuberkulose grundsätzlich anders verhielte als andere Infektionskrankheiten, können wir nicht bestätigen. Es gibt kein Sondergesetz für Tuberkulose, sondern nur für den Einzelfall.

Wenn bei einem des Insulins ungewohnten Diabetiker chirurgische Eingriffe bevorstehen, halten wir es — wenn genügend Zeit zur Verfügung — allemal für ratsam, die kombinierte Insulin-Diätkur vorher in gewöhnlicher Weise sorgfältig einzuleiten und aufzubauen.

7. Die gewöhnliche Insulin-Diätkur.

a) Indikationen. Es sei auf die allgemeinen Ausführungen im vorstehenden Aufsatze verwiesen. Wir halten einstweilen daran fest, auf Insulin zu verzichten, wenn bei mittlerem Eiweißgehalte (80—100 g) der Kost die Kohlenhydrattoleranz etwa 100 bis 110 g Weißbrotwert (= 60—65 g Stärke) übersteigt. Daß etwaige gefährliche Komplikationen, sehr hoher Stand des Blutzuckers trotz Aglykosurie (das sind recht oft Fälle mit Hypertonie), ferner auch fortschreitendes Sinken der Toleranz diese Regel umstoßen, ward erwähnt (S. 36). Wenn nachgewiesenermaßen die Toleranz bei sachgemäßer Diätkur nicht zum Sinken neigt — solche Fälle sind sehr zahlreich —, steht die Unbequemlichkeit der Insulinkur außer Verhältnis zu ihrem Vorteil; wir konnten uns sogar dem Eindruck nicht verschließen, daß in Fällen dieser Art nach mehrwöchiger Insulinkur die Toleranz manchmal deutlich gesunken war und es schwer hielt, ihren alten Stand wiederzugewinnen. Alle sonstigen Fälle von Diabetes sind ohne weiteres für Insulinkur geeignet.

b) **Vorbereitung.** Da wir bei jeder kombinierten Insulin-Diätkur darauf hinzielen, eine Toleranz von mindestens 100 g Weißbrot zu gewinnen, prüfen wir zunächst, wie sich Glykosurie, Azetonurie und Blutzucker einstellen bei einer Kost, welche kalorisch auskömmlich ist, 80 bis 100 g Protein und von K.H.-Trägern 100 g Weißbrotwerte über den Tag verteilt enthält. Nach wenigen Tagen haben Glykosurie, Azetonurie und Blutzucker-Nüchternwert annähernd konstante Größe erreicht. Es folgt dann ein **Hungertag** mit gleichzeitiger Bettruhe. Von der letzten Mahlzeit am Vorabend an dauert es — von allerschwersten Fällen abgesehen — in der Regel 12 bis 20 Stunden bis zum Erscheinen des ersten zuckerfreien Harns. Das Fasten dauert bis zum Morgen oder Mittag des Folgetages. Während der Hungerperiode wird nur dünner Tee mit etwas Zitronensaft, ferner 100 bis 150 ccm Branntwein mit Wasser gereicht; daneben am Fasttage selbst 3 bis 4 mal je 1 Tablette Somnazetin.

Wir halten die weitgehende Entlastung des Stoffwechsels durch die vorausgeschickte kurze Hungerperiode für ein Verfahren, das die Wirkung der nachfolgenden Insulin-Diätkur wesentlich unterstützt. Wir möchten nicht mehr darauf verzichten.

c) **Aufbau der Diät bei der Insulinkur.** Wie nach Hungertagen immer, beginnt der Wiederaufbau der Ernährung mit sehr knapper Kost, knapp sowohl in bezug auf K.H. wie auf Eiweiß und Fett. Während der nächsten 6 Tage wird sie von 2 zu 2 Tagen fortschreitend etwas erweitert. In der Folge aber unterbrechen wir die Erweiterung der Kost zweimal wöchentlich durch je 1 bis 2 Tage ohne K.H., hierzu meist sehr eiweißreiche Kostformen wählend (reichlich Fleisch oder Fisch mit Eiern, grünem Gemüse, Salat, Luftbrot, wenig Fett; vergl. unser „Verordnungsbuch" II. Aufl. Berlin 1925; Kostformen C. 2 und 3.)

Diese fleischreichen Tage sind bei den Patienten sehr beliebt. In nicht allzu schweren Fällen bleibt der Urin an diesen Tagen zuckerfrei, wenn man morgens $^1/_2$ bis $^2/_3$ derjenigen Insulindosis gibt, die man an den zwischenliegenden Tagen verabfolgte. Weniger beliebt sind eingeschaltete fettarme Gemüse-Eiertage (Verordnungsbuch: Kostform E), zu denen wir nur greifen, wenn und solange die Fleisch- bzw. Fischtage den Harn nicht zuckerfrei belassen. Fortbestehen stärkerer Azetonurie fordert andere Vorschriften (siehe unten).

d) **Insulinkur während des Kostaufbaues.** Die erste Insulingabe erfolgt vor der Abendmahlzeit des ersten dem Fasten folgenden Tages, und zwar in Höhe von 5 bis 15 Einheiten; schon vom nächsten Tage an wird Insulin (5 bis 15 Einheiten) zweimal injiziert (meist vor dem Frühstück und vor dem Abendessen). Während der ganzen Zeit des Insulin- und Kostaufbaues lehren mindestens 3 mal tägliche Untersuchungen des Urins (8—12; 12—9; 9—8 Uhr), ob die verabfolgte Insulingabe für die jeweilige Kost genügt. Dies ist der Fall, wenn der Urin zuckerfrei bleibt und die etwaige Azetonurie sinkt. Gleichzeitig belehren Blutanalysen zu verschiedenen Zeiten des Tages bzw. in später Abendstunde, ob und zu welcher Tageszeit die Insulingaben den Blutzucker bedenklich senken.

Wie sich nun weiterhin Kost und Insulin aufeinander einstellen müssen, ist von Fall zu Fall verschieden. Es lassen sich hier nur **Typen** hervorheben. Mancherlei Möglichkeiten liegen vor:

Leichtere Fälle. Bei den zum Anfange tastend gegebenen Insulinmengen bleibt der Harn zuckerfrei und bleibt es auch, wenn wir die Kost allmählich anreichern, zunächst mit K.H.-Trägern und etwas Fett, dann auch mit Eiweiß. Auf etwaige geringe Acetonurie braucht keine Rücksicht genommen zu werden, wenn sie, wie in diesen Fällen gewöhnlich, sinkende Tendenz hat. Bis die K.H.-Menge 60 g Weißbrotwert erreicht hat, verteilen wir sie in der Regel auf morgens und abends, d. h. wir verlegen sie auf die Zeit unmittelbar nach den Insulingaben. Weitere K.H.-Zulagen verteilt man besser auf vormittags und mittags oder auf mittags und nachmittags, Obst dabei vorziehend. Immerhin ist diese Verteilung kein Gesetz. Die Lage des Einzelfalles entscheidet. So gelangen wir allmählich, d. h. in etwa 2 Wochen nach dem einleitenden Hungertage und stets 2 mal wöchentlich den K.H.-freien Tag einschiebend, zurück zu der Ausgangskost (mit 100 g Weißbrotwert), wie in der Vorbereitungsperiode (S. 52); jedoch mit dem Unterschiede, daß der Urin jetzt unter Schutz des Insulins zuckerfrei ist. Die Lage ist günstig. Über weiteres Vorgehen S. 58.

Schwerere Fälle. Unter Wirkung der anfänglichen kleinen Insulingaben bleibt trotz der knappen Kost der Urin nicht zuckerfrei oder ist es nur an den eingeschalteten K.H.-freien Tagen oder auch dann nicht. Wir stellen zunächst fest, ob der Zuckergehalt sich über den ganzen Tag hinzieht oder ausschließlich bzw. vorzugsweise sich auf gewisse Stunden beschränkt, z. B. vormittags, nachmittags, nachts. Letzteren Falles genügt Verstärkung der zuständigen Insulingabe. Oft darf man dabei gleichzeitig oder kurz darauf die anderen Tageszeiten etwas stärker mit K.H. belasten, so daß man mit Ausbau der Kost doch weiterkommt. Ungünstiger ist fortlaufende, wenn auch gemäßigte Glykosurie. Sie verlangt unbedingt das Einschieben einer III. Insulininjektion vor der Mittagsmahlzeit. Die Höhe der 3 Insulingaben richtet sich nun ganz nach dem weiteren Erfolge. Wir gehen in der Regel so vor, daß wir die Insulinmenge austasten, welche bei bestimmter Kosthöhe den Harn zuckerfrei macht. Dann wird die Kost vorsichtig erweitert. Tritt trotzdem kein Zucker auf, so setzen wir dies fort. Tritt aber bei einem Kostanstieg Zucker auf (oft erst am 3. bis 4. Tage der erreichten Kosthöhe!), so wird mehr Insulin gegeben; und so geht es umschichtig weiter mit Kosterweiterung und Insulinvermehrung — womöglich niemals beides zu gleicher Zeit! — bis wir auf die Kosthöhe der Vorbereitungsperiode (S. 52) angelangt sind und dabei auf soviel Insulin, daß der Urin zuckerfrei bleibt. Ob dies der Fall, entscheiden nicht die ersten Tage. Erst wenn mindestens 8 bis 10 Tage lang alle Einzelportionen des Urins zuckerfrei geblieben sind, darf man die Zuversicht haben, mit der Insulingabe der augenblicklichen Stoffwechsellage gerecht geworden zu sein. Das Einschieben der wöchentlich zweimaligen K.H.-freien, eiweißreichen Tage trägt vieles dazu bei, den Erfolg zu sichern, und auch vieles, den Kräftezustand zu heben. (S. 52). Oft lehren die späteren Tage, daß die Insulingaben doch etwas zu knapp bemessen sind und noch etwas erhöht werden müssen. Häufiger als bei der dem ersten Typ hat man auf die Azetonurie besondere Rücksicht zu nehmen (s. unten).

e) Refraktäre Fälle. Es gibt Fälle, die anscheinend „refraktär" dem Insulin gegenüber sind. In überzeugender Weise sahen wir dies nur einzelne Male, und zwar auffallenderweise in Fällen leichter Zuckerkrankheit. Theoretisch ist dies noch nicht geklärt. Praktisch fordert es auf, zunächst auf Insulin zu verzichten. Dagegen sahen wir öfters Fälle, die insofern als refraktär zu bezeichnen waren, als Gaben, die innerhalb der Möglichkeit lagen, trotz zeitweiligen stundenweisen starken Absinkens des Blutzuckers und eventuell sogar kurzstündiger Aglykosurie einen im ganzen höchst unbefriedigenden Erfolg brachten. Die Grenze

der Möglichkeit war durch stets sich wiederholende hypoglykämische Symptome gezogen, manchmal schon bei mäßigen Tages-
gaben von 50 bis 80 Einheiten, manchmal erst bei ganz großen
Gaben (100 bis 140 Einheiten). Manchmal kann man sich dadurch
helfen, daß man sehr viele kleine Einzelgaben verabfolgt (6 bis
7 mal täglich 10 bis 20 Einheiten), was natürlich auf die Dauer
unmöglich ist. Immerhin gelang es so doch öfters, die refraktäre
Einstellung zu überwinden und allmählich wieder mit vollem
Erfolge zu der normal-maximalen Häufigkeit von 3 Injektionen
zurückkehren zu dürfen. Falls dies mißlingt oder falls die zur
Erreichung des Zieles geraume Zeit (oft mehrere Wochen) nicht
zur Verfügung steht, muß man sich vorläufig mit einem annehm-
baren Erfolge begnügen und dann nach Wochen und Monaten
besseres zu erreichen suchen. Dies ist nicht aussichtslos, von
hoffnungslosen Fällen schwerster und fortschreitender Pankreas-
verödung abgesehen. Solche bei Seite gelassen, scheint es uns
mehr insulin-refraktäre Perioden beim Einzelkranken als
insulin-refraktäre Fälle zu geben. Theoretisch ist dies nicht geklärt. Bei wirklich auffällig unbefriedigender Insulinwirkung
kann ein Versuch mit gleichzeitiger Caseosaninjektion (oder mit
anderen Proteinen) gemacht werden. Im allgemeinen darf man
sich von dieser Kombination aber nicht viel versprechen, gar
nichts vom Ersatz des Insulins durch Proteine. Eine berechtigte
Anzeige für das Mitheranziehen von Proteintherapie scheinen
septische Prozesse (Gangrän) abzugeben.

Es ist vielleicht nicht überflüssig, zu erwähnen, daß der fortschreitende
maligne Diabetes schließlich Grade annimmt, wo die Leistungsfähigkeit
des Insulins versagt. Man kann vielleicht noch Stunden, Tage und selbst
Wochen zucker- und azetonfreien Harnes durch gewaltige Insulingaben
erzwingen, aber dies nur mit stets drohender Gefahr schweren hypoglykämischen Kollapses. Man kann, mit berechtigter Vorsicht das Ziel tiefer
steckend, einen gewissen Grad der Glykosurie und Azetonurie dulden, und
trotzdem schwankt das künstlich erhaltene Leben fortdauernd zwischen
den Gefahren des Koma und des hypoglykämischen Kollapses. Ein Allheil-
mittel für Diabetes ist das Insulin also nicht.

f) Es sei hier noch ausdrücklich auf die große Gefahr plötz-
lichen Abbruches der Insulinzufuhr bei einigermaßen schweren
Diabetesfällen hingewiesen. Es kann dies zu jähestem Ausbruch
gewaltiger Ketonämie und Koma führen; es hängt dies offenbar
zusammen mit plötzlicher Freigabe des Weges: Fettsäure zur
Oxybuttersäure.

g) **Azetonurie.** Wenn während des Aufbaues der Insulin-Diättherapie die meist schnell sinkende Azetonurie in beunruhigender Weise fortbesteht, so unterbrechen wir die Kost zeitweilig durch 1 bis 3 Kohlenhydrattage; am liebsten Hafertage mit etwa 150 g Hafer und etwa 80 g Fett oder 70 g Reis und etwa 700 bis 800 g Obst bevorzugend und gleichzeitig je 10 bis 15 Einheiten Insulin mit den 5 Einzelmahlzeiten verbindend. Dem schließt sich ein Fasttag an mit 1 bis 2 Gaben von etwa 10 Einheiten. Während der ganzen Zeit Bettruhe. Der Einfluß auf die Azetonurie ist meist durchschlagend und nachwirkend dauerhaft. Wir kehren dann zwar nicht sofort, aber doch binnen 3 bis 4 Tagen zur früheren Höhe der Kost und des Insulins zurück.

h) **Zeitpunkt der Insulininjektionen.** Wenn nicht schwerwiegende Gründe dagegensprechen, empfehlen wir die Injektionen knapp (längstens 15 Minuten) vor die Mahlzeiten zu verlegen. Die resorbierten Nährstoffe treffen dann eine schon in Entwicklung befindliche Dämpfung der Zuckerproduktion in der Leber an.

Folgt das Insulin erst einige Zeit nach der Mahlzeit, so wird es zwar vom Augenblick seiner Wirkung an auch den Blutzucker und die Glykosurie günstig beeinflussen. Aber eine schädliche Übererregung der übererreglichen zuckerbildenden Leberzellen ist bereits erfolgt; das ist nachteilig. Das später folgende Insulin löscht gleichsam den Brand, das vorausgeschickte kann ihn verhüten.

Man beachte aber, daß in einzelnen Fällen die Patienten besser vor hypoglykämischen Zuständen geschützt sind, wenn das Insulin der Mahlzeit um 1 bis 2 Stunden folgt.

i) **Bekämpfung der Hypoglykämie.** Daß beim ersten Ausbruche hypoglykämischer Zeichen etwas Zucker genommen werden soll, ist bekannt. 10 g genügen fast immer. Daneben ruhiges Sichhinlegen. Am schnellsten wirkt Traubenzucker; ihm nahe steht Lävulose; Rohrzucker wirkt zu langsam. Sehr zweckmäßig ist der Saft von 1 bis 2 Orangen, ebenso Honig, die Invertzucker, ein Gemisch von Dextrose und Lävulose, enthalten. Jedenfalls sei das Material schnell resorbierbar; daher keine Amylazeen zu gedachtem Zwecke! Wer Insulin spritzt, soll geeignetes Material stets bei sich führen.

Es kommen auch höchst akute und schwere Fälle vor, bedrohlichen Grades und sogar schnell tödlich verlaufend. Das Leben erlischt wie eine Gasflamme, deren Gaszufuhr abgesperrt ist. Solche akute Blockierung der Zuckerabgabe aus der Leber (S. 47) ist zwar sehr selten, bildet aber die große Gefahr ungenauer gegenseitiger Einstellung von Insulin und Diät. Bei guter

Einstellung soll und kann sie eigentlich auch gar nicht vorkommen. Eine Ausnahme machen die oben erwähnten allerschwersten, dem Ende zuneigenden Formen des Diabetes, namentlich im kindlichen Alter. Kinder, die sich in solchem Stadium befinden, sollten stundenlang nach jeder Insulininjektion keinen Augenblick allein gelassen werden; Dextrose muß stets zur Hand sein. Wenn ein Anfall schwersten Grades sich erst einmal voll entwickelt hat, hilft nur — aber auch sofort — Injektion von Dextroselösung (subkutan 5%, intravenös bis 10%), am besten verbunden mit $^1/_2$ bis 1 mg Suprarenin; letzteres allein wirkt nur, wenn mobilisierbares Glykogen in der Leber liegt. Trotz der großen Anzahl von Injektionen (15000 bis 20000 jährlich) sahen wir in unserer Klinik noch keinen lebensbedrohlichen Anfall; ebensowenig trat ein solcher in häuslicher Nachbehandlung auf.

Bei Anfällen mittleren bis schwereren Grades weichen wir stets mit der Insulinmenge etwas zurück, steigern sie aber schon nach 1 bis 2 Tagen wieder zur alten Höhe, nachdem die zugehörige Mahlzeit (eventuell auf Kosten anderer Mahlzeiten) mit etwas schnell resorbierbarem Kohlenhydrat angereichert ist (gewöhnlich Obstsaft oder gekochtes Obst). Mahnungen und ganz leichte Anfälle veranlassen uns nicht ohne weiteres zum Abändern der Insulinkur, sondern nur zu anderer Zuteilung und Verteilung der K.H.-Träger. Was das zweckmäßigste ist, lehrt nur das Ausprobieren am Einzelfalle. Fortlaufende Gaben von Kalzium (3 mal täglich je 2 bis 3 g Kalzium lacticum) schwächen anscheinend die Neigung zu Hypoglykämie ab.

k) Ödeme. Insulin begünstigt die Wasserbindung (Quellung) der Gewebe. Dies kann bis zu lästigem Ödem führen. Die anfangs so rühmend erwähnten starken und schnellen Gewichtsanstiege nach Insulin beruhten darauf. Vorbeugend wirken Kochsalzarmut der Kost und Verzicht auf Natr. bikarb., wie wir schon vor längerem a. O. berichteten[18]). Als Natronersatz kann Kali bikarb. dienen, bzw. als alkalisches Tafelgetränk das kalireiche Omalkanwasser der Frankfurter Hirschapotheke. Ein einziger ClNa- und natronfreier Tag kann selbst ansehnliche Insulinödeme vertreiben.

l) Blutzucker. So sehr der Blutzucker auch durch die Einzelinjektionen beeinflußt und erniedrigt wird, darf man doch nicht auf weitgehende Senkung des Nüchternwertes rechnen. Ein gewisser Abfall, etwa auf $^2/_3$ des ursprünglichen mgr-Prozentwertes wird eine sachgemäße etwa 4 wöchige Insulin-Diätkur zwar meistens bringen. Weiteres Sinken erfolgt aber selbst bei überaus günstigem Gange aller sonstigen Dinge besten Falles nur

sehr langsam. Nach monatelangem weiteren, häuslichen Fort-
führen der in der Klinik festgelegten Kur und vollkommener
Zuckerfreiheit in der ganzen Zeit trafen wir oft Werte, die der Norm
sehr nahe lagen (120 bis 130 mg/Proz). Das ist dann geradezu ein
Triumph der Insulinkur. Aber oft bleiben die Werte trotz dauern-
den Fernbleibens von Glykosurie und Azetonurie Monate und
Jahre weit höher. Die Gründe liegen theoretisch nicht klar. Je
mehr der Nüchternwert absinkt (bei häufiger Analyse!), desto
besser die Aussichten für fernere Zukunft!

8. Dauerbehandlung.

Es dauert reichlich 3 oft 4 Wochen und länger, bis für den
Einzelfall die richtige Einstellung von Insulin und Diät gesichert
ist. Inzwischen kann es gelungen sein, unmittelbare Gefahren zu
beseitigen; eine bedeutsame Tat! Es wird auch meist gelungen
sein, die anfangs benötigten Insulinmengen zu erniedrigen und
vor allem — was praktisch sehr wichtig ist — etwaige vielfache
Injektionen auf die beiden bequemsten Zeiten, morgens und abends
oder gar nur morgens zu beschränken. Wer nach solcher einleitenden Insulinkur, die — mit verstärktem therapeutischen Nutz-
effekt — der früheren rein diätetischen einleitenden Schon- und
Schulungskur entspricht (S. 23), die Insulinkur aufgibt, handelt
ebenso sinnlos wie der Diabetiker älterer Schule, der sich zwar
den Vorteil einer 3 bis 4 wöchigen Trink- und Badekur verschaffte,
dann aber auf 11 Monate zu den gewohnheitsmäßigen Sünden des
Alltages zurückkehrte. Mit 4 bis 6 Monaten Insulinkur muß man
immer rechnen. Nach Innehaltung solcher Abstände kann man
versuchen, ob Verminderung der Gaben erlaubt ist. Daß man
dann von 3 auf 2, von einer Dosis auf $\frac{1}{2}$ Dosis zurückgehen darf,
ist häufig. Daß man völliges Aussetzen anraten darf, ist selten.
Gar mancher Fall liegt freilich so, daß man mit der Zeit wohl
dazu kommen wird. Aber die Zeit der Insulinära ist noch zu kurz,
um mit einiger Sicherheit zu sagen, wie oft und unter welchen
Sonderumständen Patienten, die die Wohltat der Erfindung voll
und ganz im Interesse ihrer Zukunft ausnützen wollen, dieses Ziel
erreichen.

Die sog. „intermittierende" Insulinbehandlung (z. B. 1 bis 2 wöchige
Perioden mehrmals jährlich und andere Formen) schlägt gleichsam einen
Mittelweg ein. Das ist ja bequem; es ist sicher auch nützlicher als gar
keine Insulindiätkur. Es bietet ähnlichen Vorteil wie früher jährlich

mehrmals wiederholte planmäßige Schonkuren. Aber es ist doch halbe Sache; die ungeheuren Vorteile der neuen Methode werden damit nur ganz kümmerlich ausgenützt. Daß sie sich manchmal geradezu schädlich auswirkten, d. h. mit bis dahin nie erreichtem Tiefstand der Toleranz in der insulinfreien Zwischenzeit, sahen wir mehrfach. Die kürzlich empfohlene Dauerbehandlung mit Minimalgaben (2 bis 4 Einheiten) mag einzelnen Fällen angemessen sein, für die überwiegende Mehrzahl bedeutet sie nur Scheinbehandlung mit Insulin.

Bei Insulindauerbehandlung darf und soll man einzelne Tage mit K.H.-freier Kost, je nach Umständen mit sehr geringen oder mit gar keinem Insulin-, zwischenschalten (S. 52), im übrigen aber mindestens 80 g, womöglich 100 g Weißbrotwerte in die Kost einstellen. Sonst ist die Spannweite zwischen guter Wirkung und Überwirkung des Insulins zu gering (es sei denn, daß man viel zu wenig Insulin gibt und damit nur Scheintherapie treibt). Gleichzeitig sorge man für Aufnahme solcher Nährwertsumme (Kalorien), daß Gewinnung bzw. Behauptung des für ersprießlich erachteten Ernährungszustandes gesichert ist; dabei sollte der durchschnittliche Proteingehalt der Kost nicht unter 70 bis 75 g liegen. Die Periode zwangsmäßiger chronischer Unterernährung und minimaler Eiweißzufuhr ist durch die Insulintherapie überwunden; das war eine Verzweiflungstherapie zugunsten der Zuckerfreiheit des Harns, zu ungunsten des Gesamtorganismus. Bedauerlich viele hatten dies nicht erkannt.

Bei fortbestehender Azetonurie schalten wir nach je 5 Tagen der festgelegten Insulindiät je 1 K.H.-Tag ein (Hafertag oder Reis-Obst-Tag; Verordnungsbuch: Kostformen L. 1 und 5), mit gewohnter Insulingabe. Ihr folgt ein K.H.-freier Eier-Salat-Tag (Verordnungsbuch: Kostform F). Stärkere Formen der Azetonurie können andere Maßnahmen bedingen, die sich aber nach Einzelfall richten.

Man soll solche Kost, wie oben verlangt, auch dann als Dauerkost einsetzen, wenn es zunächst nicht gelingt, damit dauernde Aglykosurie zu sichern. Mehr zu erreichen, muß einer späteren neuen planmäßigen Einstellung auf Insulin und Diät vorbehalten bleiben. Das wird gelingen, wenn es sich nicht um hoffnungslos fortschreitende Formen des pankreasinsulären Verfalles handelt. Solchen Fällen gegenüber, die zum Glück nur die kleine Minderheit bilden, ist auch das Insulin machtlos; für sie ist Insulin nur eine verlangsamende Bremse (S. 54).

9. Klinische und hausärztliche Behandlung.

Es ist nicht zu bestreiten, daß unter sorgsamer und sachkundiger Führung auch hausärztliche und ambulatorische Insulinbehandlung gutes leisten kann; daß sie zum Optimum des erreichbaren führt, ist aber weit mehr Ausnahme als Regel. Dem Diabetes eignet heute, angesichts der Insulintherapie, eine ähnliche Prognose wie der Lungentuberkulose, d. h. starke Abhängigkeit vom Zeitpunkt und Grad der Krankheit, Möglichkeit vollkommenen Stillstandes, starke Möglichkeit, die nicht zu weit vorgeschrittene bzw. zum unaufhaltsamen Fortschritt neigende Krankheit bis zur Unschädlichkeit für den Gesamtorganismus einzudämmen, geringe Möglichkeit, sie restlos zu überwinden; daneben auch starke Abhängigkeit des Verlaufes von Rechtzeitigkeit und Energie der therapeutischen Maßnahmen. Der therapeutische Gewinn aus zeitweiliger, einleitender Behandlung und Schulung in Lungenheilanstalten ist längst, wenn auch nicht ohne Überwindung starker Widerstände, voll gewertet. Es wäre jetzt ein größeres therapeutisches Versäumnis als früher, nicht anzuerkennen, daß Diabetiker ebenso wie Lungenkranke und wie Chirurgischkranke zunächst in Anstalten gehören, die auf entsprechende fachärztliche Behandlung eingestellt sind (S. 24) und daß sie darnach erst hausärztlicher und ambulatorischer Behandlung unterstehen sollen. Die Krankenkassen nähern sich bereits diesem Standpunkte; die Versorgungsanstalten sollten ihn auch stark in Betracht ziehen, ebenso wie sie es in bezug auf Tuberkulose taten. Die rein hausärztlich-ambulatorische Behandlung ist ein Kompromiß, der einseitig wirtschaftlichen Verhältnissen Rechnung trägt, die medizinischen Erfordernisse zu gering achtend; dieser Versuch wird sich — Ausnahmen zugelassen — als Fehlschlag erweisen.

Literatur.

1. Joslin, E. P.: The Treatment of Diabetes mellitus. Boston med. a. surg. journ., 22. Juni 1922.
2. Martius, F.: Konstitution und Vererbung. Berlin 1914. — C. von Noorden und S. Kaminer: Krankheiten und Ehe S. 216. Leipzig 1916.
3. Noorden, C. von: Lehrb. d. Path. d. Stoffwechsels, S. 399. Berlin 1893. — Zur Frühdiagnose des Diab. mell. Kongr. f. inn. Med. XIII. 1895. S. 481.
4. Poll, H.: Über aliment. Glykosurie bei fieberhaften Infektionskrankh. Fortschr. d. Med. 1896, S. 501. — J. Strauß: Unters. über alimentäre, „spontane" und diabetische Glykosurie. Zeitschr. f. klin. Med. Bd. 39, S. 212. 1900. — C. von Noorden: Handb. d. Path. d. Stoffw. Bd. II, S. 69 (Anmerkung). 1907.
5. Noorden, C. von: Path. d. Stoffw. Bd. II, S. 7. 1907.
6. Falta, W.: Mehlfrüchtekur bei Diabetes. Berlin 1920.
7. Kolisch, R.: Diätetische Therapie. Wien 1899/1900. Ferner Diabetes-diskussion. Dtsch. Ges. f. inn. Med. Bd. 33, S. 323. 1921. — Albu, A.: Grundzüge der Ernährungstherapie des Diabetes. Halle a. S. 1912.
8. Petrén, K.: Zur diätet. Ther. der schweren Diabetesfälle. Neurotherapie 1921, Nr. 3/4.
9. Noorden, C. von: Über den jetzigen Stand der Diabetestherapie. Münch. 1921 (Kongreßreferat). Genauere Vorschriften sind in dem bei J. Springer erschienenen Verordnungsbuche veröffentlicht. Lit. Nr. 17.
10. Zimmer, K.: Die Muskeln eine Quelle, die Muskelarbeit ein Heilmittel bei Diabetes. Karlsbad 1880.
11. Noorden, C. von: Phosphorsäure in der Kost und als Medikament. Ther. Monatsh. 1921, H. 3/4.
12. Porges, O., und J. Novak: Über die Ursache der Azetonurie bei Schwangeren. Berl. klin. Wochenschr. 1911, S. 1757.
13. Frank, E., und M. Nothmann: Verwertbarkeit der renalen Schwanger-schaftsglykosurie zur Frühdiagnose der Schwangerschaft. Münch. med. Wochenschrift. 1920, Nr. 50.
14. Salomon, H.: Über den Diabetes innocens der Jugendlichen. Dtsch. med. Wochenschr. 1914, Nr. 5.
15. Lorand, A.: Practitioner. 1903.
16. Noorden, C. von: Zur Arzneibehandlung des Diabetes. Zeitschr. f. prakt. Ärzte 1901, Nr. 1, und — C. von Noorden: Irrwege in der Behandlung der Zuckerkrankheit. Ärztl. Ratgeber 1901, Nr. 1/2. — M. Kaufmann: Über die Einwirkung von Medikamenten auf die Glykosurie der Diabetiker. Zeitschr. f. klin. Med. Bd. 48, S. 260. 1903.
17. Noorden, C. von, und S. Isaac: Verordnungsbuch für Zuckerkranke. Berlin 1923.
18. Noorden, C. von, und S. Isaac: Weitere Erfahrungen über Insulin-behandlung. Klin. Wochenschr. 1924, Nr. 17.
19. Joslin, E. P.: The diabetic problem of today. Journ. of the Americ. med. assoc. 6. Sept. 1924.

Verlag von Julius Springer in Berlin W 9

Handbuch
der inneren Medizin

Begründet von

L. Mohr † und **R. Staehelin**

Zweite Auflage

Bearbeitet von zahlreichen Fachgelehrten

Herausgegeben von

G. v. Bergmann und R. Staehelin
Frankfurt a. M.   Basel

Erster Band:

In 2 Teilen

Infektionskrankheiten

Bearbeitet von

K. Bingold, C. Chagas, R. Doerr, H. Elias, E. Glanzmann, F. Göppert,
C. Hegler, M. Klotz, F. Lewandowsky †, F. Lommel, W. Löffler,
R. Massini, Ed. Müller, Y. Rodenhuis, F. Rolly, C. Schilling, A. Schittenhelm, H. Schottmüller, R. Staehelin

Erster Teil: Mit 232 zum Teil farbigen Abbildungen. (729 S.) 1925
Gebunden 45 Goldmark

Zweiter Teil: Mit 171 zum Teil farbigen Abbildungen. (806 S.) 1925
Gebunden 54 Goldmark

Zweiter Band:
Erkrankungen der Kreislauf- und Atmungsorgane

Dritter Band:
Erkrankungen der Verdauungsorgane

Vierter Band:
Blutkrankheiten — Erkrankungen des Bewegungsapparates — Stoffwechselkrankheiten — Erkrankungen der Drüsen mit innerer Sekretion — Konstitutionskrankheiten — Physikalische Erkrankungen — Vergiftungen

Fünfter Band:
Erkrankungen des Nervensystems

Sechster Band:
Erkrankungen des Urogenitalsystems

Es werden erscheinen:

im Oktober 1925: Fünfter Band, 1. Teil; im November 1925: Dritter
Band, 2. Teil, Fünfter Band, 2. Teil; Ende 1925: Dritter Band, 1. Teil;
die übrigen Bände 1926.

Insulin

Darstellung . Chemie . Physiologie und therapeutische Anwendung

Von

Dr. H. Staub

Privatdozent, I. Assistent der Medizinischen Klinik in Basel

Zweite, umgearbeitete und ergänzte Auflage

Mit 14 Abbildungen. (183 S.) 1925

(Erweiterter Sonderdruck aus der „Klinischen Wochenschrift", Jahrgang 1923/24)

7.50 Goldmark; gebunden 8.40 Goldmark

Aus dem Inhaltsverzeichnis: Einleitung. I. Über pathologische Physiologie und Theorie des Diabetes mellitus. II. Historische Übersicht der Versuche zur Darstellung des Pankreashormons und zur Organotherapie des Diabetes mellitus. III. Insulin. Experimenteller Teil. IV. Insulin. Klinischer Teil. Die Insulinanwendung beim Diabetes mellitus in Krankenhaus und Praxis. Der therapeutische Gewinn der Insulinanwendung.

Insulin. Seine Darstellung, physiologische und pharmakologische Wirkung mit besonderer Berücksichtigung seiner Wertbestimmung (Eichung). Von **A. Grevenstuk,** Assistent, und Prof. Dr. **E. Laqueur,** Direktor des Pharmako-Therapeutischen Laboratoriums der Universität Amsterdam. (286 S.) 1925. 16.50 Goldmark

Die Insulinbehandlung der Zuckerkrankheit. (Ein Wegweiser für die ärztliche Praxis.) Von Dr. med. **E. Foerster,** Bad Neuenahr (bisher privatärztlicher Mitarbeiter des Herrn Geh.-Rat Minkowski-Breslau). (48 S.) 1925. 1.35 Goldmark

Fachbücher für Ärzte

Herausgegeben von der

Schriftleitung der Klinischen Wochenschrift

Band I: M. Lewandowskys Praktische Neurologie für Ärzte. Vierte, verbesserte Auflage von Dr. **R. Hirschfeld** in Berlin. Mit 21 Abbildungen. (412 S.) 1923.   Gebunden 12 Goldmark

Band II: Praktische Unfall- und Invalidenbegutachtung bei sozialer und privater Versicherung, Militärversorgung und Haftpflichtfällen. Für Ärzte und Studierende. Von Dr. med. **Paul Horn,** Privatdozent für Versicherungsmedizin an der Universität Bonn. Zweite, umgearbeitete und erweiterte Auflage. (290 S.) 1922.   Gebunden 10 Goldmark

Band III: Psychiatrie für Ärzte. Von Dr. **Hans W. Gruhle,** a. o. Professor der Universität Heidelberg. Zweite, vermehrte und verbesserte Auflage. Mit 23 Textabbildungen. (310 S.) 1922.   Gebunden 7 Goldmark

Band IV: Praktische Ohrenheilkunde für Ärzte. Von **A. Jansen** und **F. Kobrak** in Berlin. Mit 104 Textabbildungen. (384 S.) 1918.   Gebunden 8.40 Goldmark

Band V: Praktisches Lehrbuch der Tuberkulose. Von Professor Dr. **G. Deycke,** Hauptarzt der Inneren Abteilung und Direktor des Allgemeinen Krankenhauses in Lübeck. Zweite Auflage. Mit 2 Textabbildungen. (308 S.) 1922.   Gebunden 7 Goldmark

Band VI: Infektionskrankheiten. Von Professor **Georg Jürgens** in Berlin. Mit 112 Kurven. (347 S.) 1920.   Gebunden 7.40 Goldmark

Band VII: Orthopädie des praktischen Arztes Von Professor Dr. **August Blencke,** Facharzt für Orthopädische Chirurgie in Magdeburg. Mit 101 Textabbildungen. (299 S.) 1921.   Gebunden 6.70 Goldmark

Band VIII: Die Praxis der Nierenkrankheiten. Von Professor Dr. **L. Lichtwitz,** Ärztlicher Direktor am Städtischen Krankenhaus Altona. Zweite, neubearbeitete Auflage. Mit 4 Textabbildungen und 35 Kurven. (323 S.) 1925.   Gebunden 15 Goldmark

Band IX: Die Syphilis. Kurzes Lehrbuch der gesamten Syphilis mit besonderer Berücksichtigung der inneren Organe. Unter Mitarbeit von Fachgelehrten herausgegeben von **E. Meirowsky** in Köln und **Felix Pinkus** in Berlin. Mit einem Schlußwort von **A. v. Wassermann.** Mit 79 zum Teil farbigen Abbildungen. (580 S.) 1923. Gebunden 27 Goldmark

Band X: Die Krankheiten des Magens und Darmes. Von Dr. **Knud Faber,** o. Professor an der Universität Kopenhagen. Aus dem Dänischen übersetzt von Professor Dr. H. Scholz, Königsberg i. Pr. Mit 70 Abbildungen. (289 S.) 1924.   Gebunden 15 Goldmark

Band XI: Blutkrankheiten. Eine Darstellung für die Praxis. Von Dr. **Georg Rosenow,** a. o. Professor an der Universität Königsberg. Mit 43 zum großen Teil farbigen Abbildungen. (268 S.) Erscheint im Oktober 1925